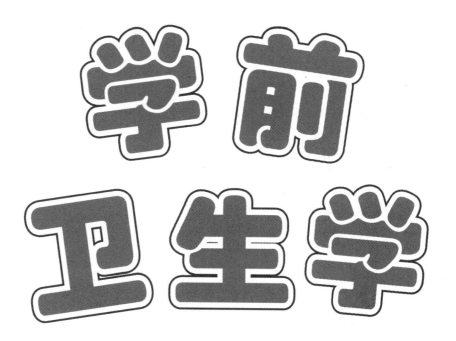

学前卫生学

学习指要

主 编 唐 柳 张世萍

副主编（排名不分先后）

王思入 王雪芹 叶 霜 赵甫丽

重庆大学出版社

图书在版编目（CIP）数据

学前卫生学学习指要／唐柳，张世萍主编. -- 重庆：
重庆大学出版社，2024.6
ISBN 978-7-5689-4340-6

Ⅰ.①学… Ⅱ.①唐… ②张… Ⅲ.①学前儿童—儿
童少年卫生学—职业教育—教学参考资料 Ⅳ.①R179

中国国家版本馆 CIP 数据核字（2024）第 022090 号

学前卫生学学习指要
XUEQIAN WEISHENGXUE XUEXI ZHIYAO

主编 唐 柳 张世萍
策划编辑：唐启秀
责任编辑：黄菊香　　版式设计：唐启秀
责任校对：谢 芳　　责任印制：张 策
*
重庆大学出版社出版发行
出版人：陈晓阳
社址：重庆市沙坪坝区大学城西路 21 号
邮编：401331
电话：(023) 88617190　88617185（中小学）
传真：(023) 88617186　88617166
网址：http://www.cqup.com.cn
邮箱：fxk@cqup.com.cn（营销中心）
全国新华书店经销
重庆市国丰印务有限责任公司印刷
*
开本：787mm×1092mm　1/16　印张：6.5　字数：141 千
2024 年 6 月第 1 版　2024 年 6 月第 1 次印刷
ISBN 978-7-5689-4340-6　定价：20.00 元

编委会

主　编　唐　柳　张世萍

副主编(排名不分先后)：

王思入　王雪芹

叶　霜　赵甫丽

前　言

"学前卫生学"是学前教育专业课程体系中的基础核心课程,与"学前心理学"和"学前教育学"并称为学前教育专业"三学"课程。本课程基于学前教育专业人才培养需求,以幼儿园教师岗位能力需求为导向,着重阐述学前儿童生理解剖特点和生长发育规律,是促进学前儿童健康发育发展的一门学科。《教师教育课程标准(试行)》在"教育知识与能力"这一目标中明确提出,了解幼儿期常见疾病、发展障碍、学习障碍的基础知识和应对方法。《幼儿园教师专业标准(试行)》在"专业知识"中提出,熟悉幼儿园的安全预案,掌握意外事故和危险情况下幼儿安全防护与救助的基本方法。

为了让学生掌握幼儿卫生与保健工作的相关知识和技能,我们编写了符合高职高专使用的《学前卫生学学习指要》,旨在帮助学生构建本学科的知识体系,并通过大量的练习来加深理解和记忆。它不仅能帮助学生应对各级各类考试,而且也能为将来的实际工作打好坚实的理论基础。

本书以教育部颁布的《幼儿园工作规程》《幼儿园教育指导纲要(试行)》《3~6岁儿童学习与发展指南》《幼儿园教师专业标准(试行)》的要求为编写依据,以2019年4月《关于在院校实施"学历证书+若干职业技能等级证书"制度试点方案》为参考,结合"师范专业认证"理念,同时参考了由高等教育出版社出版的郦燕君、方卫飞主编的《学前儿童卫生保健(第四版)》等教材。

本书编写的主要内容包括学习目标、导学/考纲说明、思维导图、知识要点、知识解读、真题/岗位/职场链接、能力拓展、本章小结、思考与练习等几个板块。其中的知识要点部分基本以直观的图表形式呈现,其主要目的是帮助学生归纳总结相关知识,掌握关键词,梳理和建立知识之间的逻辑关系。知识解读部分是为了让学生进一步加深对知识的理解,解决知识重点和难点。真题/岗位/职场链接和能力拓展两个部分突出了本书的"岗课赛证融通"特色。在编写中,我们遵循学生学习的认知规律,循序渐进地对相关知识进行练习和巩固,以实现将理论知识逐步转化为幼儿园实际工作的能力这一目的,通过"思考与练习"板块,以单项选择题、多项选择题、填空题、判断题、简答题及案例分析题帮助学生熟悉各章节的知识点,以便更好地理解相关知识,逐步达到学前教育专业人才培养的能力要求。

全书由唐柳、张世萍担任主编并负责全书修改和统稿工作,各章具体编写分工如下:第一章和第四章,唐柳(重庆幼儿师范高等专科学校);第二章,王思入(昆明幼儿师范高等专科学校);第三章和第五章,张世萍(重庆文化艺术职业学院);第六章,王雪芹(重庆传媒职业学院)、叶霜(重庆传媒职业学院);第七章,赵甫丽(重庆传媒职业学院)、唐柳。

我们在本书的编写过程中参考和引用了大量专家、学者及教师的成果,在此一并向有关作者致以衷心的感谢!由于编者水平有限,本书若有不足和疏漏之处,敬请广大师生在使用过程中提出宝贵的意见和建议,以便再版时修改和完善。

编　者
2023 年 7 月

目 录

第一章

学前儿童生理特点及保健

■ 学习目标

● 了解人体各系统的组成及其基本结构和生理功能。
● 掌握学前儿童各系统形态结构的特点及生理功能的规律。
● 掌握学前儿童各系统的保健要点及方法。

本章导学(含考纲要点简要说明)

本章节知识理论部分主要以单项选择题、多项选择题、填空题、判断题、简答题及案例分析题的形式考查对内容的掌握情况,实践部分则融于"1+X"证书课程、育婴员和保育员证书课程,以及幼儿园保教技能大赛中综合考查。

本章思维导图

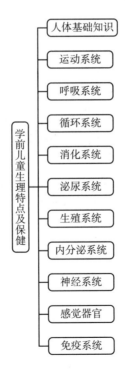

学前儿童生理特点及保健

- 人体基础知识
- 运动系统
- 呼吸系统
- 循环系统
- 消化系统
- 泌尿系统
- 生殖系统
- 内分泌系统
- 神经系统
- 感觉器官
- 免疫系统

📖 知识要点

一、人体基础知识

（1）人体的基本形态：头部、颈部、躯干和四肢。

（2）人体的基本结构：细胞、组织、器官和系统。

细胞：人体结构与功能的基本单位。

组织：结构相似、功能相关的细胞与细胞间质构成的组织。

器官：不同类型的组织按照一定的次序集合在一起，构成具有一定形态和功能的器官。

系统：若干功能相近的器官组成系统，共同执行某一完整的生理功能。

另外，新陈代谢是指机体主动与环境进行物质和能量交换的过程。

二、运动系统

1. 概述

运动系统		内容概述
骨	骨的形态	长骨、短骨、扁骨和不规则骨
	骨的成分	有机物和无机物
	骨的结构	骨膜、骨质、骨髓
	骨的生长	膜内成骨和软骨内成骨
	主要骨骼	颅骨、脊柱、骨盆、腕骨、足弓等
骨连结	概念	骨与骨之间通过结缔组织、软骨或关节连结在一起，分为直接连结和间接连结
	直接连结	颅骨之间的骨缝、椎骨之间的椎间盘均为直接连结
	间接连结	①间接连结称为关节，是骨的主要连结方式 ②关节的构成：关节面、关节囊、关节腔
骨骼肌	概述	①肌肉可分为骨骼肌、平滑肌和心肌 ②骨骼肌通过接受大脑的指令而收缩、舒张，使人体产生各种运动，也称为随意肌

2.学前儿童运动系统的发育特点及保育要点

学前儿童运动系统的发育特点	学前儿童运动系统的保育要点
(1)学前儿童骨骼的特点 ①骨膜厚,新陈代谢旺盛,生长快,骨的造血功能强 ②骨较柔软,弹性大,硬度小,可塑性强,易变形,容易出现"青枝骨折" ③骨处于发育过程中,骨组织骨化不完善,几种主要骨的发育各有特点 (2)学前儿童关节的特点 关节腔浅,关节韧带较松,肌肉纤维较细:一方面学前儿童关节的伸展性和柔韧性均超过成人;另一方面其关节牢固性差,容易发生关节脱臼,容易出现"牵拉肘" (3)学前儿童肌肉的特点 ①肌肉收缩力差,易疲劳 ②肌肉群发育不平衡,大肌肉群发育早,小肌肉群发育晚	①教会学前儿童保持正常的体姿 ②合理组织户外活动和体育锻炼,适度运动 ③营养充足 ④穿戴宽松

【知识解读】

本知识点各类题型都有考查,一般以选择题和简答题为主。学生需要掌握运动系统的组成部分,特别是骨的知识。学前儿童在发展过程中很多运动系统的特点是和成人不一样的,学生要掌握学前儿童发展过程中与成人的不同之处,同时,对一些细节知识要有所了解,熟悉学前儿童运动系统的保育要点。

【真题链接】

(2018下半年,保教知识与能力)为保护幼儿脊柱,成人应( )。

A. 推荐幼儿用双肩背包

B. 鼓励幼儿睡硬床

C. 组织幼儿从高处往低处跳

D. 要求幼儿长时间抬头挺胸站立

解析:B。幼儿骨骼弹性大、易变形,睡硬床有利于幼儿骨骼定型。

【职场链接】

刚上幼儿园的明明3岁多了,平时走路很稳,但爬楼梯有些吃力。为防止他跌倒,王老师用力提拉了一下他的左手,没想到他就突然大哭起来,回教室后左臂不能抬举和弯曲,不肯用左手拿食物和玩具,也不让小朋友碰触他的左胳膊。请问明明可能出现了什么情况?

三、呼吸系统

呼吸系统		学前儿童呼吸系统的发育特点	学前儿童呼吸系统的保育要点
呼吸道	包括鼻、咽、喉、气管、支气管	①呼吸器官娇嫩,细菌易入侵 ②呼吸量少,频率快,呼吸不均匀	①养成良好的卫生习惯 ②教会幼儿正确擤鼻涕的方法 ③保护嗓子 ④保持室内通风换气 ⑤开展适宜的户外活动和体育锻炼
呼吸道	作用:通气、调节空气温度和湿度、清除异物和粉尘		
呼吸道	上呼吸道:鼻、咽、喉 下呼吸道:气管和支气管		
肺	肺是气体交换的场所;年龄越小,呼吸频率越高		

【知识解读】

　　本知识点的考查一般出现在选择题及简答题中。学生需要掌握正确擤鼻涕的方法以及方法不当可能导致的后果;同时要求对呼吸系统的组成及各部分的特点有所了解,知道学前儿童年龄越小,呼吸频率越高的特点。

四、循环系统

循环系统		学前儿童循环系统的发育特点	学前儿童循环系统的保育要点
血液循环系统	心脏:人体血液循环系统的动力器官	(1)心脏的特点 ①心脏与身体比例相对大于成人 ②心脏排血量较少,心肌弹力弱 ③心率快 (2)血管的特点 血管内径相对成人较大,毛细血管丰富 (3)血液的特点 ①血量相对比成人大,血容量增加快 ②血浆含水分较多,含凝血物质少 ③红细胞和血红蛋白的含量随年龄的增长而变化 (4)淋巴系统的特点 淋巴结尚未发育成熟,结缔组织较少,屏障作用差,易感染,淋巴结容易发炎、肿大	①科学组织体育锻炼和户外活动 ②合理饮食,预防贫血 ③预防疾病,谨慎使用药物 ④衣着宽松舒适
血液循环系统	血管:人体运送血液和各种物质的管道		
血液循环系统	血液:由血浆和血细胞组成,血细胞分为红细胞、白细胞和血小板3种		
血液循环系统	血液循环分为体循环和肺循环		
淋巴循环系统	由淋巴管、淋巴结、淋巴组织共同组成		

【知识解读】

本知识点一般通过选择题进行考查。学生需要掌握学前儿童心率的特点,了解各系统的特点与功能。

五、消化系统

消化系统包括消化道和消化腺两部分,是人体从食物中摄取各种营养物质、吸收各种营养物质的主要场所。同时,消化道还负责将肠道剩余的食物残渣以粪便形式排出体外。

消化系统		学前儿童消化系统的发育特点	学前儿童消化系统的保育要点
消化道	由口腔、咽、食管、胃、小肠和大肠组成	(1)口腔 ①口腔容量小,黏膜柔嫩干燥,血管丰富,易破损和感染 ②舌短而宽,灵活性较差 ③乳牙牙釉质薄,牙本质较松脆,易腐蚀形成龋齿 ④受唾液腺发育影响,出生后三四个月容易出现"生理性流涎" (2)食管 短而窄,呈漏斗状,管壁肌肉组织及弹力纤维发育较差,容易损伤	①保持口腔卫生,保护好乳牙 ②养成良好的饮食卫生习惯 ③饭前饭后不做剧烈运动 ④进餐时保持愉悦的心情 ⑤培养定时排便的好习惯
消化腺	包括唾液腺、胃腺、肠腺、胰腺和肝脏,能够分泌消化液促进食物消化分解	(3)胃 容量小,消化能力弱,且呈水平位,婴儿的贲门松弛,容易漾奶 (4)肠 吸收能力弱、消化能力较差;肠位置固定性较差,容易诱发肠套叠 (5)肝脏 贮存糖原较少,容易因饥饿发生低血糖;肝脏解毒功能较差	

【知识解读】

本知识点考查题型较多,以单项选择题为主。学生需要掌握消化道和消化腺的特点与功能,以及学前儿童消化系统的保育要点。

六、泌尿系统

学前儿童泌尿系统的发育特点	学前儿童泌尿系统的保育要点
①年龄越小,肾脏相对越大,肾功能较差 ②学前儿童泌尿器官正处于生长发育过程中,由"无约束"到"有约束"排尿 ③膀胱肌肉层较薄,弹性组织发育不完善,贮尿机能差 ④尿道较短,黏膜薄嫩,又与外界相通,因此易受感染	①养成喝水的习惯 ②培养定时排尿的习惯,防止遗尿 ③保持清洁卫生,预防尿路感染 ④注意观察尿色变化,保护肾脏,预防药物伤害

【知识解读】

本知识点一般以选择题的形式考查。学生需掌握肾是人体的主要排泄器官,机体代谢过程中产生的废物以尿液形式排出体外。人体控制排尿的能力随神经系统的发育而逐渐成熟。一般2岁左右的儿童白天能主动控制排尿,但夜间不一定能控制,故多有尿床现象。婴幼儿尿道短,容易发生上行性感染,要掌握正确的擦大便方法。

七、生殖系统

学前儿童生殖系统的 发育特点	学前儿童生殖系统的 保育要点
①幼儿出生时已具备生殖系统的基本构成,发育缓慢,呈幼稚状态 ②进入青春期后各生殖器官才会迅速发育,直至成熟	①关注外生殖器官的生长发育 ②注意清洁卫生,预防感染 ③关注饮食,预防性早熟 ④初步的性知识教育

八、内分泌系统

内分泌系统具有调节人体生理功能的作用,由许多内分泌腺、内分泌组织和内分泌细胞组成。人体的内分泌腺包括脑垂体、甲状腺、甲状旁腺、肾上腺、胰腺、胸腺、松果体及性腺等,内分泌腺通过分泌激素释放到血液中发挥调节作用。

学前儿童内分泌系统的 发育特点	学前儿童内分泌系统的 保育要点
①幼儿内分泌系统处于发育过程中,从不完善到完善 ②脑垂体分泌的生长激素较多 ③缺碘会影响甲状腺功能	①制订和执行合理的生活制度,安排好学前儿童的睡眠 ②科学合理地安排学前儿童的膳食

九、神经系统

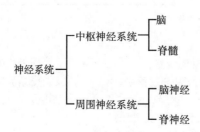

大脑皮质活动的特性	
始动调节	概念:指大脑皮质刚开始工作时效率较低,随后工作效率逐渐提高的现象 产生原因:神经细胞、机体组织、器官在刚开始启动工作时需要一个调节和适应过程 应用:组织教学活动时要遵循由易到难、循序渐进的原则,刚开始时教学内容的难度不宜过大,适应后再逐步增加难度,以保证教学效果
优势法则	概念:机体为保证大脑集中精力高效率工作,当某一皮质区域兴奋时,就使该区域形成优势兴奋灶(优势兴奋灶内皮质兴奋性高于其他区域),以保持皮质的兴奋状态 影响因素:刺激大小、兴趣、愿望、目的等 应用:教学中引发学习者的兴趣和好奇心是提高学习效果的最佳方法
动力定型	概念:指一系列刺激按照一定的时间、顺序先后出现,反复多次后,这种时间和顺序在大脑皮质固定下来,形成与此刺激相关的神经环路,每到固定时间大脑就自动启动这一系列活动 建立动力定型的优势:使神经通路更为通畅,时间和前一种活动均可成为后一种活动的条件刺激,使神经细胞以最经济的耗能获得最高的工作效率 建立动力定型的关键:刺激的顺序、时间及反复强化
镶嵌式活动	概念:人们从事某项活动时,主管该活动的大脑皮质区域神经细胞会处于兴奋状态,其他区域则处于抑制和休息状态;随着活动性质的改变,大脑皮质的兴奋区和抑制区、工作区和休息区在空间结构、功能定位、时间分配上发生相应的轮换 好处:使大脑各皮质区域处于轮流兴奋和休息状态,大脑劳逸结合,保持较长时间的高效率工作 应用:安排一日生活和各项教学活动时,不要让幼儿长时间做一件事,应经常变换活动的内容、性质和形式
保护性抑制	概念:大脑具有一定的自我保护功能。当大脑长时间处于兴奋状态,皮质能量消耗达到一定限度时,大脑会因疲劳自动调节反馈性地进入抑制状态,使各项功能活动效率暂时降低,这时人会出现注意力不集中、记忆力下降、反应迟钝、动作不灵活、打瞌睡等现象,机体皮质的反馈性抑制和功能下降 好处:当机体进入保护性抑制状态时,脑细胞和脑组织就会得到休息并补充能量,避免因使用过度而导致衰竭

学前儿童神经系统的 发育特点	学前儿童神经系统的 保育要点
①神经系统生长发育迅速 ②神经纤维不断髓鞘化 ③大脑皮质的抑制过程逐渐加强 ④神经系统的需氧量大	①提供合理的膳食 ②关注休息和睡眠 ③加强右脑开发 ④注意用脑卫生

【真题链接】

（2022上半年,保教知识与能力）根据下图说明儿童神经系统发育有什么规律。

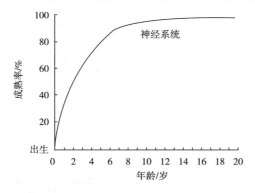

参考解析

神经系统是幼儿最早发育的系统,该系统的发展具有以下规律:

（1）神经系统生长发育迅速。

（2）神经髓鞘化6岁左右完成。

（3）脑细胞耗氧量大。大脑的耗氧量占全身耗氧量的比例最高,幼儿大脑耗氧量占全身耗氧量的50%。充足的氧气是维持脑细胞正常生长和活动的基本条件。

（4）大脑可利用的能量来源单一。大脑所需的能量只能由葡萄糖来提供,所以幼儿膳食中要摄入足够的碳水化合物。

（5）易兴奋也易疲劳。大脑皮质易兴奋,不易抑制,表现为易激动,自控能力差。因此,幼儿的注意力很难持久,易疲劳。

（6）需要较长时间的睡眠。

十、感觉器官

感觉器官	学前儿童感觉器官的发育特点	学前儿童感觉器官的保育要点
眼	①5岁前可以有生理性远视 ②晶状体有较好的弹性 ③易出现弱视和斜视	①养成良好的用眼习惯 ②提供良好的采光环境、适宜的读物和教具 ③定期检查儿童视力 ④培养和发展儿童辨色力
耳	①皮下组织少,血循环差,易生冻疮 ②外耳道狭窄、骨化未完成,易生疖 ③咽鼓管较短、倾斜度小,易患中耳炎 ④耳蜗感受性强,对噪声敏感	①禁止用锐器挖耳 ②预防中耳炎 ③避免噪声,合理用耳 ④科学用药,避免损伤 ⑤发展儿童听觉
皮肤	①皮肤的保护功能较差 ②皮肤调节体温的能力差 ③皮肤的渗透能力强	①培养良好的卫生习惯 ②科学进行户外锻炼,增强调节能力 ③防止有害物质侵入

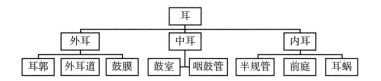

【知识解读】

本知识点一般考查简答题,选择题也多有考查。学生需要掌握眼、耳的特点;眼睛、耳的卫生保健;耳的结构以及皮肤的功能;学前儿童视觉等的发育特点。

十一、免疫系统

免疫系统概述		
功能	防御功能、自稳功能、监视功能	
组成	免疫器官、免疫细胞和免疫分子	主要免疫器官:脾脏、淋巴结、扁桃体、胸腺、骨髓
种类	非特异性免疫、特异性免疫	

免疫系统的功能	学前儿童免疫系统的保育要点
①防御感染 ②自身稳定 ③免疫监视	①完成预防接种工作 ②合理配膳 ③培养幼儿良好的卫生习惯,教会幼儿洗手 ④了解幼儿的过敏史

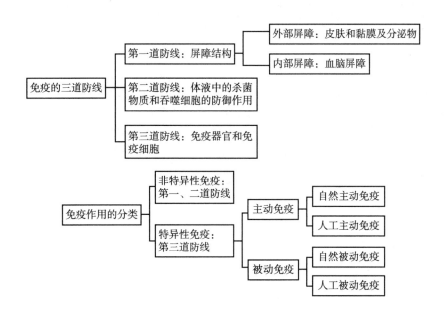

【能力拓展】

案例分析:

某教师扮演"鸡妈妈",带领"鸡宝宝"在草地上玩"老鹰捉小鸡"的游戏。几分钟后,"鸡妈妈"说:"天黑了,宝宝们跟着妈妈回家睡觉吧。""鸡宝宝"们就跟着"鸡妈妈"蹲下来做睡觉状。休息二三十秒后,"鸡妈妈"说:"天亮了!""鸡宝宝"们又继续跟着"鸡妈妈"在草地上开心地做游戏。

(1)请指出案例中教师的做法遵循了幼儿大脑皮质活动的何种特性?

(2)请运用幼儿生理特点的相关理论分析案例中教师这种做法的合理性。

参考答案要点:

(1)案例中教师的做法遵循的幼儿大脑皮质活动的特性有:优势法则、镶嵌式活动原则。

(2)案例中教师这种做法的合理性主要在于:①优势法则。大脑皮质相应区域应激后会产生一个兴奋灶,导致其他周围皮质产生抑制效应,从而形成优势兴奋灶,同时会将大脑皮质其他兴奋点的兴奋性吸引过来以加强本身的兴奋性,这为人们适应新的环境、专心致志地搞好学习和工作提供了良好的生理条件。优势兴奋灶形成后,机体反应处于最佳时机,此时可集中注意力,充分发挥主观能动性,以取得较好的学习效果。案例中教师与孩子一起玩"老鹰捉小鸡"的游戏,这是孩子们喜闻乐见的形式。因此保证了幼儿参与活动的积极性与愉悦性,这是活动开展的基础。②镶嵌式活动原则。大脑皮质的不同部位执行着不同的任务,当从事某一活动时,相应部位处于工作状态,其他部位处于抑制状态,大脑皮质形成了兴奋区与抑制区——工作与休息互相镶嵌的复杂方式。因此,教师在安排活动时,应努力做到脑力与体力活动交替,将不同的教学科目、不同性质的课程交叉安排,如文理科交叉,以此减少大脑的疲劳,提高学习效率。案例中,教师带领幼儿玩游戏时,中间安排了休息时间,做到了劳逸结合,考虑到了幼儿的特点和实际情况,保证了游戏的高效率。因此,这样的安排是合理的。

本章小结

本章主要学习人体的基本系统与构成,学前儿童运动系统、呼吸系统、循环系统、消化系统、泌尿系统、内分泌系统、神经系统、感觉器官和免疫系统的生理解剖特点及保育要点。学前儿童的生理解剖系统有别于成年人,受发育不成熟的影响,其身体各系统在生理构造与生理功能方面都有其自身特点和保健要点。这些特点和要点是幼儿园实施教学活动与保健工作必须遵循的内容,是班级教师必须熟悉、掌握的基础知识。

▲ 思考与练习

一、单项选择题

1.(   )是人体结构与功能的基本单位。

    A.器官   B.组织   C.细胞   D.系统

2.红细胞的形状为(   )。

  A. 树状   B. 纤维状   C. 圆饼状   D. 球状

3. 下列不属于运动系统组成部分的是( )。

  A. 骨   B. 骨骼肌   C. 骨连结   D. 神经

4. 关于婴幼儿骨骼特点及保育的说法,不正确的是( )。

  A. 婴幼儿的骨骼生长较慢   B. 婴幼儿的骨头好比鲜嫩的柳枝

  C. 不良姿势易导致脊柱变形   D. 让婴幼儿多在户外活动

5. 关于婴幼儿肌肉特点及保育的正确叙述是( )。

  A. 婴幼儿精力充沛,肌肉不易疲劳   B. 小肌肉发育早,大肌肉发育晚

  C. 组织幼儿户外活动时间要长   D. 大肌肉发育早,小肌肉发育晚

6. 关于婴幼儿关节和韧带的特点及保育的说法,不正确的是( )。

  A. 婴幼儿肘关节较松

  B. 勿用力牵拉孩子的手臂,以防肘关节受伤

  C. 脚底的肌肉、韧带较结实

  D. 为促进脚弓的形成,应进行适度运动

7. 下列不属于呼吸系统的是( )。

  A. 肺   B. 气管   C. 支气管   D. 胃

8. 关于婴幼儿呼吸系统特点的叙述,正确的是( )。

  A. 呼吸频率慢   B. 声带不够坚韧

  C. 鼻咽部的细菌不易侵入中耳   D. 声带坚韧

9. 针对婴幼儿呼吸系统的特点,我们应采取的保育措施错误的是( )。

  A. 多组织户外活动   B. 教会幼儿擤鼻涕

  C. 保护嗓子   D. 大声喊叫,锻炼嗓子

10. 关于保护婴幼儿嗓子的做法,正确的是( )。

  A. 教孩子唱大人的歌   B. 顶着寒风唱歌

  C. 夏天玩得大汗淋漓马上吃冷食   D. 伤风感冒要多喝水少说话

11. 婴幼儿易患中耳炎的原因及保育措施,正确的是( )。

  A. 声带不够坚韧   B. 多组织户外活动

  C. 教会幼儿擤鼻涕   D. 保护嗓子

12. 血液循环的动力器官是( )。

  A. 心脏   B. 动脉   C. 静脉   D. 毛细血管

13. 婴幼儿循环系统的特点是( )。

  A. 年龄越小,心率越慢   B. 心肌功能强,不易疲劳

  C. 可触及深层的淋巴结   D. 心肌易疲劳

14. 婴幼儿消化系统的特点,错误的是( )。

  A. 牙齿萌出   B. 流涎   C. 漾奶   D. 不易脱肛

15. 针对婴幼儿消化系统的特点采取的保育措施,正确的是( )。

  A. 乳牙要掉,不需保护,但六龄齿需保护

B. 减少婴幼儿喝奶量,以防止漾奶

C. 排便根据生理需要,无须定时

D. 预防脱肛

16. 下面不属于婴幼儿脱肛的原因是( )。

　　A. 慢性痢疾　　　　B. 腹泻　　　　　　C. 便秘　　　　　　D. 按时排便

17. 下列不属于消化道的是( )。

　　A. 口腔　　　　　　B. 食管　　　　　　C. 小肠　　　　　　D. 肝脏

18. 下面关于乳牙的功能的说法,错误的是( )。

　　A. 咀嚼食物,帮助消化　　　　　　　　B. 促进颌骨的发育

　　C. 有助于口齿伶俐　　　　　　　　　　D. 不利于恒牙健康

19. 下列关于婴幼儿消化系统的保育要点,错误的是( )。

　　A. 保护乳牙和六龄齿　　　　　　　　　B. 减少婴儿漾奶

　　C. 培养定时排尿的习惯　　　　　　　　D. 预防脱肛

20. 关于保护乳牙和六龄齿的做法,错误的是( )。

　　A. 保证充足的营养和阳光　　　　　　　B. 减少刺激,促进牙齿生长

　　C. 避免牙齿受外伤　　　　　　　　　　D. 保持口腔清洁

21. 幼年时期,脑垂体分泌的生长激素不足,会得( )。

　　A. 侏儒症　　　　　B. 呆小症　　　　　C. 肢端肥大症　　　D. 巨人症

22. 好比照相机上的光圈的结构是( )。

　　A. 角膜　　　　　　B. 晶状体　　　　　C. 瞳孔　　　　　　D. 视网膜

23. 婴幼儿眼睛的特点有( )。

　　A. 生理性远视、晶状体弹性好、倒视　　　B. 生理性近视、晶状体弹性差、倒视

　　C. 生理性近视、晶状体弹性好、倒视　　　D. 生理性远视、晶状体无弹性、倒视

24. 声波引起耳的相应结构产生振动的传导顺序一般是( )。

　　A. 外耳→中耳→内耳　　　　　　　　　B. 咽鼓管→鼓室→内耳

　　C. 鼓膜→听小骨→外耳道　　　　　　　D. 前庭→耳蜗→半规管

25. 大脑只利用( )作为能源。

　　A. 蛋白质　　　　　B. 碳水化合物　　　C. 脂肪　　　　　　D. 维生素

26. 大脑皮质活动特性中可使人的精神和体力得到恢复的是( )。

　　A. 优势原则　　　　B. 镶嵌式活动原则　C. 动力定型　　　　D. 睡眠

27. 下列关于婴幼儿神经系统的保育要点,错误的是( )。

　　A. 注意用脑卫生　　　　　　　　　　　B. 保持室内空气新鲜

　　C. 保证尽可能多的活动时间　　　　　　D. 提供合理的膳食

28. 对于如何对婴幼儿进行科学的、随机的性教育,下列做法错误的是( )。

　　A. 要培养婴幼儿的性角色意识

　　B. 没有性歧视

　　C. 没有性压抑

D.孩子太小,不要回答孩子对性的问题

29.预防"外阴道炎"要学会"用水",下列做法错误的是(　　　)。

　　A.用"温水"　　　　　　B.用"熟水"　　　　　　C.用"清水"　　　　　　　D.用肥皂杀毒

30.下列关于免疫系统功能的说法,错误的是(　　　)。

　　A.防御感染　　　　　　　　　　　　B.自身稳定

　　C.免疫监视　　　　　　　　　　　　D.免疫对机体都有保护作用

二、多项选择题

1.在人体中起调节作用的系统有(　　　)。

　　A.运动系统　　　　　　　　　　　　B.呼吸系统

　　C.神经系统　　　　　　　　　　　　D.消化系统

　　E.内分泌系统

2.人体脊柱的生理性弯曲包括(　　　)。

　　A.颈曲　　　　　　B.胸曲　　　　　　C.腰曲

　　D.腹曲　　　　　　E.骶曲

3.导致学前儿童足弓塌陷,形成扁平足的因素有(　　　)。

　　A.过于肥胖　　　　　　　　　　　　B.住宅高层化

　　C.身体负重过重　　　　　　　　　　D.长时间站立(走路)

　　E.家人过于宠溺

4.学前儿童阶段,髋骨还不是一块骨,而是由几块骨在一起愈合而成的。组成髋骨的骨包括(　　　)。

　　A.骶骨　　　　　　B.尾骨　　　　　　C.坐骨

　　D.髂骨　　　　　　E.趾骨

5.以下起到训练学前儿童小肌肉作用的活动有(　　　)。

　　A.将圆圈涂满颜色,而且尽量不要溢出　　B.拧螺丝

　　C.扣纽扣　　　　　　　　　　　　　D.剥鸡蛋壳

　　E.拍球

6.循环系统的重要作用是运输氧气、营养物质、一部分二氧化碳及一些代谢废物,这些作用的发挥依靠(　　　)。

　　A.血浆　　　　　　　　　　　　　　B.白细胞

　　C.血小板　　　　　　　　　　　　　D.血红蛋白

　　E.红细胞

7.所谓"七窍生烟",是因为"七窍"是相通的,"七窍"之间的通道有(　　　)。

　　A.食道　　　　　　　　　　　　　　B.气管

　　C.咽鼓管　　　　　　　　　　　　　D.咽

　　E.鼻泪管

8.学前儿童对食物的物理性消化包括(　　　)。

　　A.唾液消化淀粉　　　　　　　　　　B.胆汁乳化脂肪

C. 牙齿的咀嚼 D. 胃肠道的蠕动

E. 胃液消化蛋白质

9. 对于学前儿童来说,肝脏的功能包括( )。

A. 维持睡眠 B. 代谢功能

C. 造血功能 D. 分泌胆汁

E. 解毒功能

10. 学前儿童之所以会出现"糖尿""蛋白尿",主要是因为( )。

A. 输尿管弯曲 B. 膀胱容量小

C. 肾小球的过滤作用差 D. 尿道短

E. 肾小管的重吸收作用差

三、填空题

1. 人体基本组织有四种,其中肌肉组织包括_____、_____和_____。

2. 人体运动系统由_____、_____和_____三部分组成。

3. 上呼吸道指的是_____、_____、_____,下呼吸道指的是_____、_____,气体交换的场所是_____。

4. 婴幼儿耳咽管较粗短,位置平直,鼻咽部感染易引起_____。

5. 血细胞中具有运输功能的是_____,具有凝血功能的是_____,具有吞噬作用的是_____。

6. 儿童一般在6岁左右长出恒牙,故又称_____,是第一恒磨牙,共有_____颗。

7. 泌尿系统包括_____、_____、膀胱和_____。

8. 如果猛烈牵拉孩子的手臂,易造成_____。

9. 儿童睡眠时间不够,睡眠不安,_____的分泌会减少,就会影响身高的增长,使遗传的潜力不能充分发挥。

10. 为保护婴幼儿眼睛,应限制其看电视的时间,每次小班不超过_____分钟,中班不超过_____分钟,大班不超过_____分钟。

11. 神经系统由_____和_____两部分构成。

12. 神经系统活动的基本方式是_____,包括条件反射和非条件反射。

四、判断题

1. 在日常生活中,要教育幼儿有良好的体姿,这主要是根据婴幼儿骨骼和脊柱发育的特点决定的。 ( )

2. 脊柱的生理性弯曲是随着婴幼儿动作的发育逐渐形成的。 ( )

3. 婴幼儿的骨头弹性小,易发生弯曲。 ( )

4. 口腔是呼吸系统的第一道防线。 ( )

5. 正确擤鼻涕的方法:用手按住两侧鼻孔,用力擤。 ( )

6. 保护幼儿的乳牙对恒牙的长出也很有影响,所以要保护好乳牙。 ( )

7. 婴幼儿长牙时,可以给他们吃一些有助于咀嚼、帮助牙齿发育的食物。 ( )

8. 婴儿的胃呈水平位,幽门比较松弛,因此容易引起漾奶。　　　　　　（　　）

9. 2 岁左右可饭后用清水漱口,3 岁左右该学刷牙了。　　　　　　　（　　）

10. 我们应培养婴幼儿定时排便的习惯。　　　　　　　　　　　　　（　　）

11. 为避免幼儿尿床,要给幼儿少喝水。　　　　　　　　　　　　　（　　）

12. 幼儿皮肤散热和保温功能不如成人,皮肤的保护功能差,渗透作用强。（　　）

13. 高碘地区的人不需要吃含碘的食盐,此外碘摄入过量也会导致甲亢。（　　）

14. 婴幼儿睡眠不足会影响身高的增长。　　　　　　　　　　　　　（　　）

15. 生长激素是由"内分泌之王"甲状腺分泌的一种激素。　　　　　　（　　）

16. 婴幼儿 5 岁以前可以有生理性远视是因为其眼球前后的距离较短,物体成像于视网膜的前面。　　　　　　　　　　　　　　　　　　　　　（　　）

17. 瞳孔好比照相机的镜头,视网膜好比照相机的感光底片。　　　　（　　）

18. 婴幼儿大脑发育尚未完善,因此可能出现"倒视"现象。　　　　　（　　）

19. 非条件反射是生来就具备的本能,是较高级的神经活动。　　　　（　　）

20. 幼儿神经系统的特点是不容易兴奋,容易疲劳。　　　　　　　　（　　）

五、简答题

1. 简述婴幼儿运动系统的保育要点。

2. 简述婴幼儿呼吸系统的特点及保育要点。

3. 怎样保护幼儿的乳牙和六龄齿?

4. 婴儿漾奶是怎么一回事?怎样防止婴儿漾奶?

5. 简述婴幼儿泌尿系统的特点及保育要点。

6. 简述婴幼儿皮肤的特点及保育要点。

7. 怎样保护好幼儿的眼睛?

8. 简述婴幼儿耳的保育要点。

9. 简述婴幼儿神经系统的保育要点。

10. 大脑皮质活动有哪些特性?

11. 如何进行科学的、随机的性教育?

六、案例分析题

一个全日制幼儿园,幼儿们被安排了一次午睡。幼儿园的叔叔阿姨们中午安排幼儿准时上床,按时起床,并让家长配合,幼儿回到家仍准时上床,按时起床,养成了好的睡眠习惯,保证了充足睡眠,但也不应睡眠过多。幼儿进餐也要求定时,并且每顿饭用时 20～30 分钟,让幼儿细嚼慢咽,但要求幼儿专心吃饭。同时,该园还每天安排 3～4 小时的户外活动;对幼儿的排便也进行了训练,培养其定时大便的习惯,活动间歇,提醒幼儿如厕,不要憋尿。

根据以上案例,试分析该园的做法是否合理,为什么?

第二章

学前儿童生长发育与评价

■ 学习目标

● 了解年龄分期及各个阶段的生长发育特点。
● 掌握学前儿童生长发育的规律及影响因素。
● 了解学前儿童生长发育的评价指标。
● 掌握学前儿童健康检查的时间及方法。

本章导学(含考纲要点简要说明)

本章知识理论部分主要以单项选择题、多项选择题、填空题、判断题、简答题及案例分析题的形式考查对内容的掌握情况,实践部分(体格测量)则融于"1+X"证书课程、育婴员和保育员证书课程,以及幼儿园保教技能大赛中综合考查。

本章思维导图

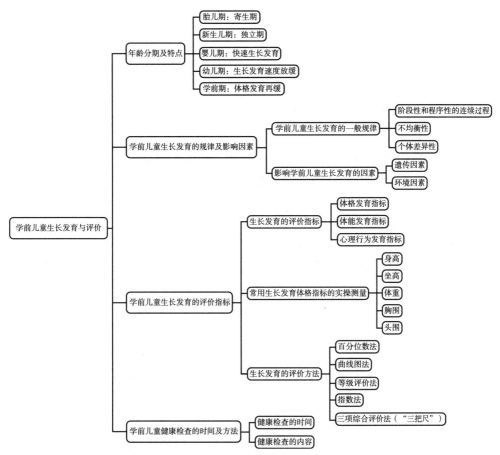

知识要点

一、年龄分期及特点

教育学的年龄阶段划分	各个阶段生长发育特点
胎儿期（妊娠 8 周至出生 ）	寄生期:完全依赖母体生存
新生儿期（出生至 28 天）	独立期:开始初建全身各系统功能
婴儿期（满月至 1 岁）	快速生长发育:具体表现为从出生到 1 岁末,体重增长 2 倍,身长比出生时增加 1/2,头围增加约 12 厘米,乳牙萌出
幼儿期（1~3 岁）	生长发育速度放缓:身高和体重增长较上一年减少,囟门在 1 岁左右闭合,乳牙在 2 岁左右出齐
学前期（3~6 岁）	体格发育再缓:体格发育较前三年慢,身体器官功能加强

二、学前儿童生长发育的规律及影响因素

（一）学前儿童生长发育的一般规律

1. 生长发育是具有阶段性和程序性的连续过程

阶段性是指学前儿童生长发育在不同时期表现出一定的发育特点，并完成一定的发育任务，具有阶段性，各阶段按序衔接，不能跳跃。

程序性是指生长发育遵循由上到下、由近及远、由粗到细、由低级到高级、由简单到复杂的程序规律。

2. 生长发育的不均衡性

学前儿童生长发育速度不同，并非匀速，而是呈波浪式增长，且身体的各器官和系统的发育并非同步进行。

3. 生长发育的个体差异性

每个学前儿童受到先天遗传素质与后天环境条件的影响各不相同，身体的形态和机体功能存在个体差异。

（二）影响学前儿童生长发育的因素

影响因素		具体表现
遗传因素		遗传因素决定生长发育的可能性，子代继承上一代的基因，并通过基因的表达决定机体的形态、性状和功能
环境因素	营养	营养是生长发育的物质基础，营养素的缺乏或不合理的膳食会影响学前儿童的生长发育，甚至导致疾病
	疾病	任何疾病都会对学前儿童的生长发育产生影响，其影响程度取决于病变涉及的部位、病程长短和疾病的严重程度
	体育锻炼	体育锻炼是促进学前儿童生长发育和增强体质的有效手段
	地理、季节、气候因素	日照时数、平均气温、平均地表温度、年降水量、海拔高度、大气压等因素都对生长发育有影响
	环境污染	处于快速生长发育过程中的学前儿童对化学污染易感，化学污染会影响学前儿童的智力和行为表现
	社会因素	社会制度、经济关系、风俗习惯、社会稳定水平等构成的社会—文化环境都会对学前儿童的生长发育产生影响

三、学前儿童生长发育的评价指标

(一)学前儿童生长发育的评价指标

评价指标	具体指标	概念
体格发育指标	身高(身长)	从头顶到足底的垂直高度,表示头、脊柱、下肢长的总和
	坐高	从头顶至坐骨结节的长度,反映躯干和下肢的比例关系
	体重	人体(包括组织、器官、体液等)的总重量,可反映骨骼、肌肉、皮下脂肪和内脏的重量及增长的综合情况
	胸围	自乳头下缘经肩胛骨下缘左右对称绕胸一周的长度,可反映胸廓和肺的发育
	头围	经眉弓上方至枕后结节绕头一周的长度,可反映颅骨和脑的发育
体能发育指标	测量心血管系统功能	脉搏、血压、心率
	测量呼吸系统功能	呼吸频率、肺活量、呼吸差
	测量运动系统功能	握力、拉力、背肌力
心理行为发育指标	观察学前儿童的感觉、知觉、语言、记忆、思维、情感、意志、行为、性格及社会适应力	

(二)常用生长发育体格指标的实操测量

体格指标测量内容	操作要点	示意图
身高	仰卧位测量(3岁以下) "1平行":身体长轴与标尺方向平行 "3垂直":①头板、足板与操作台垂直;②眼角和耳尖的连线与操作台垂直;③足板下缘与标尺方向垂直	
	立位测量(3岁以上) "2平行":①视线与刻度在同一水平线上;②测量计与标尺保持平行	
	粗略估算:2~6岁幼儿身高计算公式:年龄×5+75(厘米)	

续表

体格指标测量内容	操作要点	示意图
坐高	3 岁以下,测量者左手提起幼儿双腿,使小腿与大腿成直角,同时使幼儿整个身子紧贴底板,右手将足板紧贴臀部,测量值精确到小数点后一位	
	3 岁以上,坐在坐高计的坐盘上,身躯前倾,骶部紧靠量板或墙壁坐直,大腿与凳面完全接触,并与身躯成直角而与地面平行,两腿靠拢,膝关节屈曲成直角,足尖向前	
体重	3 岁以上站于测量仪中间,3 岁以下蹲于测量仪中间,1 岁以下可躺着测量 学前儿童裸体或仅着单衣,不接触他物、不摇晃,待数据稳定后读取	
	粗略估算:2~6 岁幼儿体重计算公式:年龄×2+8(千克)	
胸围	3 岁以上取立位测量,3 岁以下取仰卧位测量: 脱去上衣,取立位;双手自然下垂;测量者手将软皮尺零点固定于一侧乳头下缘,另一手将软皮尺紧贴皮肤经两侧肩胛骨下缘至另一侧乳头下缘后回到零点;平静呼吸时,呼气和吸气的平均值,读数精确至 0.1 cm	
头围	取立位、坐位、仰卧位均可: 立于幼儿侧前方,将软皮尺零点固定于近侧眉弓上缘,软皮尺紧贴头皮,与零点重合,读数精确至 0.1 cm	

（三）学前儿童生长发育的评价方法

评价方法	概念	优势	不足
百分位数法	以某项发育指标的第50百分位数为基准值，以其余百分位数为离散距制订的评价生长发育标准	无论指标是否呈正态分布，都能准确显示其分布水平，便于动态观察	制订标准时对样本量要求较高，若样本量少，会影响标准的应用价值
曲线图法	根据各项指标参考值的均值±2个标准差，或第3百分位及第97百分位的数值，在坐标纸上绘制2条生长曲线，评价学前儿童体格生长水平和趋势	使用简便、结果直观；能表示儿童发育水平所处的等级；能追踪观察儿童某指标的发育趋势和速度；能比较个体和群体儿童的发育水平	不同性别的每一指标都要做一张图；不能同时评价几项指标，分析比较发育的匀称度
等级评价法	应用离差法原理，根据标准差(s)与均值($\bar{x}$)的位置远近，划分出等级，建立某指标参考值	简单、快捷、易掌握，可直观了解学前儿童个体的发育水平	只能对单项指标进行评价，无法全面反映个体发育的均匀程度
指数法	利用数学公式，根据身体各部分的比例关系，将两项或多项指标相关联，并转化成指数进行评价	计算方便，便于普及，应用广泛	数据较为固定，不能很好地考虑种族、乡域、性别、年龄等差异的影响
三项综合评价法（"三把尺"）	采用"年龄别体重""年龄别身高""身高别体重"三项指标全面评价学前儿童的生长发育状况	指标比较准确、全面，能客观反映学前儿童的真实情况	—

四、学前儿童健康检查的时间及方法

（一）健康检查的时间

　　国家卫生健康委员会规定，定期健康检查的时间是：①学前儿童出生后第一年检查5次，分别在30天左右和3、6、9、12个月时进行；②出生后第二年2次，分别在18、24个月时进行；③出生后第三年2次，分别在30、36个月时进行；④3岁后，每年检查1次，如发现异常，应随时增加检查次数。

（二）健康检查的内容

1. 询问个人现况及既往史

　　可以通过向家长询问，获得有关学前儿童生长发育的相关资料。内容主要包括：①出生史，喂养史；②睡眠情况，饮食情况，户外活动情况；③日常生活卫生习惯；④智能发展情况;⑤预防接种情况;⑥患病情况。

2. 体格测量及评价

体格测量包括身高(身长)、体重、头围、胸围、坐高、五官及脊柱四肢等,每次测量均应按固定的时间进行,测量用具、方法要力求统一,保证测量结果具有可比性。

3. 全身系统检查

由专业机构对学前儿童进行全身各系统的检查,及早发现某些遗传性、先天性疾病,以及贫血、佝偻病和营养不良等疾病,尽早予以治疗。

4. 实验室检查

实验室检查是为协助体格检查和全身系统检查而做的辅助检查。如根据生长发育情况,选择做钙、磷等常量元素和铜、铁、锌等微量元素检查;出生后 6 个月或 9 个月时查 1 次血红蛋白,1 岁后每年查 1 次;2 岁后每年查 1 次大便寄生虫卵;2 岁后每年做 1 次尿常规检查。

【知识解读】

本章知识偏实践类,因此知识点的掌握需要结合实训实践配合理解并掌握。

【能力拓展】

某早教中心开展健美幼儿评选活动,幼儿照护人员对幼儿体格生长常用指标进行了测量,经测量,2 岁的乐乐体重为 12 千克。

任务:请问乐乐的体重正常吗? 乐乐的身高、头围、胸围正常值应为多少?

本章小结

本章知识在历年教师资格考试中时有涉及,多以单项选择题的形式呈现,偶与幼儿园教师资格考试的其他模块内容相结合,以简答题的形式呈现。无论是单项选择题,还是简答题,对知识点的识记要求都比较高,但本部分内容并不繁杂,线索体系明晰且简要,因此学习掌握起来的难度并不大。

本章主要围绕学前儿童生长发育的规律、影响学前儿童生长发育的因素、学前儿童生长发育的测量与评价、学前儿童健康检查的时间及方法进行了学习。其中,学前儿童生长发育的一般规律、生长发育的评价与测量是学习的重点,常用生长发育体格指标的测量需要在不断的实际操作中掌握其要点。

▲ 思考与练习

一、单项选择题

1.(2015 年上半年,保教知识与能力)《托儿所幼儿园卫生保健工作规范》规定托幼园所工作人员接受健康检查的频率是(　　)。

    A. 每月一次　　　　B. 半年一次　　　　C. 每年一次　　　　D. 三年一次

2.(2015 年下半年,保教知识与能力)评价幼儿生长发育最重要的指标是(　　)。

    A. 体重和头围　　B. 头围和胸围　　C. 身高和脚围　　D. 身高和体重

3.(2017 年上半年,保教知识与能力)生活在不同环境中的同卵双胞胎的智商测试分数很接近,这说明(　　　)。

　　A.遗传和后天环境对儿童的影响是平行的

　　B.后天环境对智商的影响较大

　　C.遗传对智商的影响较大

　　D.遗传和后天环境对智商的影响相等

　　4.(2021年上半年,保教知识与能力)《幼儿园工作规程》规定,新生入园时,幼儿园要进行(　　　)。

　　A.幼儿知识与能力测评　　　　　　B.幼儿智力测评

　　C.幼儿家长测评　　　　　　　　　D.幼儿健康检查

　　5.(2022年上半年,保教知识与能力)《托儿所幼儿园卫生保健工作规范》规定,3～6岁儿童平均每年健康检查的次数是(　　　)。

　　A.1次　　　　　　B.2次　　　　　　C.3次　　　　　　D.4次

　　6.(2023年上半年,保教知识与能力)《托儿所幼儿园卫生保健工作规范》规定,1～3岁儿童每年健康检查的次数是(　　　)。

　　A.1次　　　　　　B.2次　　　　　　C.3次　　　　　　D.4次

　　7.衡量儿童生长发育的"三把尺"不包括(　　　)。

　　A.年龄别身高　　　　　　　　　　B.年龄别体重

　　C.体重别身高　　　　　　　　　　D.身高别体重

　　8.按粗略的评价方法计算,一个6岁幼儿的体重约为(　　　)。

　　A.16千克　　　　B.18千克　　　　C.20千克　　　　D.22千克

　　9.医学儿科学的年龄划分方法与教育学相比多了(　　　)。

　　A.胚发育期　　　B.胎儿期　　　　C.学龄期　　　　D.婴儿期

　　10.下列关于生长发育的不均衡性,表述错误的是(　　　)。

　　A.速率不同　　　　　　　　　　　B.长度比例不同

　　C.各系统的发育不均衡　　　　　　D.生长发育的个体差异性

二、多项选择题

　　1.下列关于生长发育的说法中,正确的有(　　　)。

　　A.生长发育不仅包括生理,还包括心理

　　B.生长发育的结果是走向成熟

　　C.生长发育从生命体一出生就已开始

　　D.生长发育的结束点是死亡

　　E.影响学前儿童生长发育的因素是多种多样的

　　2.生长发育的顺序性,也可以理解为(　　　)。

　　A.阶段性　　　　　　　　　　　　B.顺序性

　　C.先后性　　　　　　　　　　　　D.不可逆转性

　　E.不均衡性

　　3.一般来说,生长发育的不均衡性包括(　　　)。

A.生长发育是阶段性和连续性的统一

B.总体来看,生长发育并非匀速进行

C.不同的系统、器官等,生长发育的快慢也不尽相同

D.生长发育是统一协调的

E.生理和心理的生长发育往往不同步

4.下列器官中,属于一般型生长发育类型的有(　　)。

A.胃　　　　　B.心脏　　　　　C.肾脏　　　　　D.肝脏　　　　　E.脑垂体

5.下列各器官中,属于神经系统型生长发育类型的有(　　)。

A.脾　　　　　B.心脏　　　　　C.眼球　　　　　D.大脑　　　　　E.小脑

三、填空题

1.根据年龄阶段划分法,新生儿期是指＿＿＿＿＿＿＿＿＿＿,＿＿＿＿＿＿是指满月至1周岁。

2.季节对生长发育也有一定的影响,一般来说,＿＿＿＿＿＿身高增长较快,＿＿＿＿＿＿体重增长较快。

3.评价儿童生长发育的指标有＿＿＿＿＿＿和＿＿＿＿＿＿两类,最重要和常用的形态指标为＿＿＿＿＿＿和＿＿＿＿＿＿。

4.衡量儿童生长发育的"三把尺"是＿＿＿＿＿＿、＿＿＿＿＿＿、＿＿＿＿＿＿。

5.测量身长或身高时,3岁以内小儿量＿＿＿＿＿＿,3岁以上小儿量身高时要取＿＿＿＿＿＿姿势。

四、判断题

1.生长是指细胞繁殖、增大和细胞间质的增加,表现为身体各器官、系统的长大和形态的变化。　　　　　　　　　　　　　　　　　　　　　　　　　　　　　　　　　　　　　(　　)

2.最重要和最常用的生理功能指标为身高和体重,脉搏和血压为心血管系统的基本指标。　　　　　　　　　　　　　　　　　　　　　　　　　　　　　　　　　　　　　　　(　　)

3.儿童生长发育的速度是直线式上升。　　　　　　　　　　　　　　　　　(　　)

4.同化作用大于异化作用是婴幼儿生长发育的基本保证。　　　　　　　　　(　　)

5.称体重时,婴儿取卧位,1~3岁幼儿取站位。　　　　　　　　　　　　　(　　)

五、简答题

1.简述学前儿童的生长发育有哪些规律?试举例说明。

2.(2021年下半年,保教知识与能力)请根据右图说明儿童动作发展的规律。

六、案例分析题

1.一个5岁儿童,身高103厘米,体重28千克。

试分析阐述:

(1)用粗略评价方法估算该儿童的身高、体重是否正常?

(2)根据该儿童的发育现状,你有哪些教育建议?

2. 某女童,3 岁,身高 90 厘米,体重 10 千克,请运用常用评价法判断该女童是否为营养不良,如为营养不良,你有哪些建议?

表1　3 岁男童、女童年龄别体重、身长(高)参考值

年龄/岁	性别	体重/千克			身长/厘米		
		-2SD	中位数	+2SD	-2SD	中位数	+2SD
3	男	11.4	14.6	18.3	87.3	94.9	102.5
	女	11.2	14.1	17.9	86.5	93.9	101.4

表2　男童、女童身长 90~91 厘米,体重参考值

单位:千克

身长/厘米	性别	-2SD	中位数	+2SD	身长/厘米	性别	-2SD	中位数	+2SD
90	男	11.0	13.0	15.1	91	男	11.2	13.2	15.3
	女	10.7	12.6	14.5		女	10.9	12.8	14.8

第三章

学前儿童营养与膳食

■ 学习目标

- ●理解营养素的概念、分类以及各种营养素的功能和食物来源。
- ●掌握学前儿童的营养需要、膳食特点和膳食要求。
- ●能运用营养学基础知识及膳食配制原则对学前儿童膳食进行分析评价。

本章导学（含考纲要点简要说明）

　　本章知识理论部分主要以单项选择题、多项选择题、填空题、简答题和案例分析题的形式考查对内容的掌握情况，总的来说，各种营养素的生理功能及其缺乏症状、主要食物来源、各种食物的营养价值、学前儿童的膳食特点和配制是本章学习的重点。本部分内容融于"1+X"幼儿照护、育婴员和幼儿园教师资格证考试中综合考查。

本章思维导图

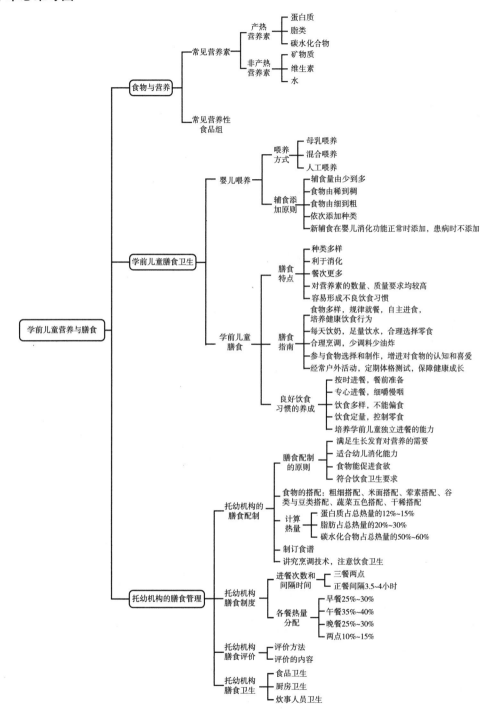

```
                                               ┌─ 蛋白质
                               ┌─ 产热营养素 ──┤─ 脂类
                               │                └─ 碳水化合物
                ┌─ 常见营养素 ──┤                ┌─ 矿物质
         ┌─ 食物与营养 ──┤      └─ 非产热营养素 ─┤─ 维生素
         │            │                        └─ 水
         │            └─ 常见营养性食品组
         │
         │                        ┌─ 喂养方式 ──┬─ 母乳喂养
         │                        │            ├─ 混合喂养
         │                        │            └─ 人工喂养
         │            ┌─ 婴儿喂养 ─┤            ┌─ 辅食量由少到多
         │            │            │            ├─ 食物由稀到稠
         │            │            └─ 辅食添加原则─┼─ 食物由细到粗
         │            │                        ├─ 依次添加种类
         │            │                        └─ 新辅食在婴儿消化功能正常时添加,患病时不添加
         │            │                        ┌─ 种类多样
         │            │            ┌─ 膳食特点 ──┼─ 利于消化
         │            │            │            ├─ 餐次更多
         │            │            │            ├─ 对营养素的数量、质量要求均较高
         │            │            │            └─ 容易形成不良饮食习惯
学前儿童营养与膳食 ─┼─ 学前儿童膳食卫生 ─┤            ┌─ 食物多样,规律就餐,自主进食,培养健康饮食行为
         │            │            │            ├─ 每天饮奶,足量饮水,合理选择零食
         │            │            ├─ 膳食指南 ──┼─ 合理烹调,少调料少油炸
         │            │            │            ├─ 参与食物选择和制作,增进对食物的认知和喜爱
         │            │            │            └─ 经常户外活动,定期体格测试,保障健康成长
         │            └─ 学前儿童膳食─┤            ┌─ 按时进餐,餐前准备
         │                         │            ├─ 专心进餐,细嚼慢咽
         │                         └─ 良好饮食习惯的养成─┼─ 饮食多样,不能偏食
         │                                      ├─ 饮食定量,控制零食
         │                                      └─ 培养学前儿童独立进餐的能力
         │                                      ┌─ 满足生长发育对营养的需要
         │                         ┌─ 膳食配制的原则─┼─ 适合幼儿消化能力
         │                         │              ├─ 食物能促进食欲
         │                         │              └─ 符合饮食卫生要求
         │            ┌─ 托幼机构的膳食配制─┤─ 食物的搭配:粗细搭配、米面搭配、荤素搭配、谷类与豆类搭配、蔬菜五色搭配、干稀搭配
         │            │              │            ┌─ 蛋白质占总热量的12%~15%
         │            │              ├─ 计算热量 ──┼─ 脂肪占总热量的20%~30%
         │            │              │            └─ 碳水化合物占总热量的50%~60%
         │            │              ├─ 制订食谱
         └─ 托幼机构的膳食管理─┤              └─ 讲究烹调技术,注意饮食卫生
                      │              ┌─ 进餐次数和间隔时间─┬─ 三餐两点
                      ├─ 托幼机构膳食制度─┤              └─ 正餐间隔3.5~4小时
                      │              │            ┌─ 早餐25%~30%
                      │              └─ 各餐热量分配─┼─ 午餐35%~40%
                      │                           ├─ 晚餐25%~30%
                      │                           └─ 两点10%~15%
                      ├─ 托幼机构膳食评价─┬─ 评价方法
                      │              └─ 评价的内容
                      │              ┌─ 食品卫生
                      └─ 托幼机构膳食卫生─┼─ 厨房卫生
                                     └─ 炊事人员卫生
```

知识要点

一、营养素功能及来源

（一）产热营养素

营养素	组成	生理功能	主要食物来源
蛋白质	氨基酸	①构成和修补身体组织 ②调节生理功能 ③免疫机能 ④供给能量	①动物性食物来源:畜禽肉类、河海鲜类、禽蛋类、乳类及其制品 ②植物性食物来源:豆类、坚果类和谷类等
脂类	中性脂肪、类脂质	①人体细胞的主要成分 ②保温防护作用 ③促进脂溶性维生素 A、D、E、K 的吸收 ④提供必需脂肪酸 ⑤储存能量 ⑥促进食欲,增加饱腹感	①动物性食物:乳类、动物肝脏、肥肉、动物油(猪油、牛油、羊油)等 ②植物性食物:植物油(橄榄油、花生油、菜籽油、芝麻油)等
碳水化合物	单糖、双糖、多糖	①最主要的热量来源 ②构成机体组织 ③节约蛋白质作用 ④抗生酮作用和解毒作用 ⑤促进消化和排泄	主要由植物性食物供给:谷类(如米、面等)、根茎类食物(如土豆、红薯、山药、藕等)、部分坚果、各种单糖(如蜂蜜)、双糖制品(如白糖、红糖等)

（二）非产热营养素

营养素		生理功能	富含食物	缺乏症
矿物质	钙	①构成骨骼、牙齿 ②维持细胞的正常生理状态 ③参与血液凝固	奶和奶制品(最佳)、海产品、豆类及豆制品、绿叶蔬菜	严重缺钙会出现佝偻病
	铁	①合成血红蛋白的重要原料 ②参与体内氧的运输和利用	动物性食物:动物血、动物肝脏、瘦肉、鱼类、蛋黄 植物性食物:黑木耳、海带、芝麻酱、绿叶蔬菜	摄入铁不足时,患缺铁性贫血

续表

营养素		生理功能	富含食物	缺乏症
矿物质	锌	①参与多种酶及蛋白质的合成，促进酶的活性 ②维持头发、皮肤的健康，保持正常的味觉 ③促进食欲、促进伤口愈合，提高机体免疫力	最好的食物来源是海贝类食物，如牡蛎、扇贝、文蛤；其次是牛肉、动物肝脏、蛋类、乳类、鱼类等	严重缺锌会导致异食癖
	碘	①合成甲状腺素的原料 ②促进细胞的正常代谢和机体生长发育	海产品，如海带、紫菜、海鱼、海虾、海贝等；碘盐	碘缺乏会引起甲状腺肿大；严重缺碘，会患克汀病（地方性呆小症）
维生素	维生素A	①构成视网膜的感光物质 ②维持上皮组织的健全 ③促进正常生长发育，提高机体免疫力	动物性食物中包括动物肝脏、鱼肝油、蛋黄等；植物性食物中的胡萝卜素，主要指黄绿色、深绿色的蔬菜，如胡萝卜、菠菜、南瓜、苋菜、莴苣等	维生素A缺乏会引起暗适应能力下降，容易患夜盲症及干眼病
	维生素D	参与人体钙磷代谢，促进骨质更新	一是经常晒太阳，接受紫外线的照射；二是从食物中获得，如鱼肝油、咸水鱼、蛋黄、动物肝脏	佝偻病
	维生素B_1（硫胺素）	①参与糖类代谢 ②促进胃肠蠕动	一是肉类、蛋类、豆类等；二是粮谷类	缺乏维生素B_1易患脚气病
	维生素B_2（核黄素）	参与糖类、蛋白质和脂类的代谢	动物性食物是动物肝脏、鱼	缺乏维生素B_2易患口角炎、唇炎等
	维生素C（抗坏血酸）	①促进胶原蛋白合成 ②促进铁吸收 ③增强免疫力 ④参与胆固醇代谢 ⑤抗氧化作用	主要来源于新鲜蔬菜、水果，特别是深色蔬菜	缺乏维生素C易导致皮下出血、牙龈出血、患坏血病

续表

营养素	生理功能	富含食物	缺乏症
水	①运输排泄载体 ②体温调节系统的主要组成部分 ③作为组织、关节等的润滑剂 ④作为生化反应的介质	饮水占50%,食物中含水40%,体内代谢产生的水占10%	人体内水分缺失过多,会出现细胞缺水,发生脱水现象

(三)食品组营养素来源

	粮食组	动物性食品组	蔬菜与水果组	乳类、豆类和坚果类	高能量食品组
种类	谷类(大米、小麦面粉、玉米、高粱等杂粮)	禽畜类,鱼虾贝壳,蛋类	深色蔬菜、浅色蔬菜、根茎类、瓜果类及菌藻类	乳类,如牛乳、羊乳;豆类,如豆腐、豆浆、豆干;坚果类,如花生、瓜子、核桃、杏仁、榛子等	食用油脂(动物油、植物油、氢化脂肪),食用糖,淀粉等
主要营养成分	碳水化合物,蛋白质,膳食纤维,B族维生素,无机盐等	蛋白质,脂肪,无机盐,维生素A、B、D	维生素C,无机盐,膳食纤维,胡萝卜素,叶酸,植物化学物质	蛋白质,脂肪,膳食纤维,无机盐,维生素B,维生素E	脂肪,碳水化合物,维生素E

【知识解读】

营养学基础知识是卫生学的重要内容之一,六大营养素的掌握既需要理解其组成、生理功能、主要食物来源,同时也需要重点掌握一部分营养素缺乏的疾病症状。

(四)热量的需要

1.热量的功能

(1)维持基础代谢。

(2)运动的需要。

(3)生长发育的需要。

(4)食物的特殊动力作用。

(5)排泄的消耗。

2.学前儿童所需热能

一日所需热能是基础代谢、生长所需、活动所需、食物的特殊动力作用及排泄的消耗所需要热能的总和(见下表)。

学前儿童每日膳食热能推荐摄入量

年龄/岁		0	1	2	3	4	5	6
摄入量 /千卡	男	95	1 100	1 200	1 350	1 450	1 600	1 700
	女		1 050	1 150	1 300	1 400	1 500	1 600

二、婴儿喂养

(一)婴儿喂养的3种方式

1. 母乳喂养

最理想的喂养方式,母乳喂养经济方便、温度适宜,可以增强婴儿免疫力,有利于婴儿心理健康,使婴儿感到心理安全,有爱的满足。

母乳喂养优点:

(1)母乳中含有丰富的免疫物质,可增加母乳喂养婴儿的抗感染能力。

(2)不易发生过敏。

(3)哺乳行为可增进母子间的情感交流,促进乳母身体恢复及婴儿智力发育。

2. 混合喂养

在母乳不能满足婴儿需要时,增加一些代乳品的喂养方式称为混合喂养,母乳优先,配方奶粉作为补充。

(1)补授法:每次哺喂时,先喂母乳,将两侧乳房吸空后,再以配方奶粉补充。补充原则:"缺多少补多少"。

(2)代授法:一般用于6个月以后无法坚持母乳喂养的情况,可逐渐减少母乳喂养的次数,用配方奶粉代替母乳。

3. 人工喂养

由于多种因素不能进行母乳喂养而使用配方奶粉进行喂养的方式。

人工喂养的原则:

(1)选择优质乳品或乳制品作为主食。

(2)喂养品的量和浓度应根据婴儿的年龄、体重计算,参考婴儿的食欲作适当调整,过少过稀易引起营养不足,过多过浓则易引起消化不良和腹泻。

(3)哺喂次数和时间间隔尽量与母乳喂养保持一致。

(4)奶瓶以直式为宜,奶嘴软硬适当,孔的大小根据婴儿吸吮能力适当调整。

(5)奶瓶及其他辅助用具用后及时清洗干净,然后煮沸消毒。

(6)喂奶时奶嘴要充满乳汁,以免婴儿吸入空气。

(7)喂奶前先试乳汁温度,以温热不烫手为宜。

(二)婴儿辅食添加原则

1. 辅食添加顺序

2~3 个月	新鲜果汁、蔬菜汁等;添加鱼肝油制剂
4~6 个月	添加含铁米粉、蛋黄、鱼泥、豆腐、菜泥、水果泥
7~9 个月	添加烂面、米粥、肝泥、肉末、菜末、烤馒头片
10~12 个月	从粥过渡到烂饭、馒头、面包、碎肉、豆制品、碎菜、水果粒

2. 辅食添加原则

(1)每次只添加一种新食物,由少到多,由稀到稠,由细到粗,循序渐进。

(2)从一种富铁泥糊状食物开始,如强化铁的婴儿米粉、肉泥等,逐渐增加食物种类,过渡到半固体或固体食物,如烂面、肉末、碎菜、水果粒等。

(3)每引入一种新的食物应适应 2~3 天,密切观察是否出现呕吐、腹泻、皮疹等不良反应,适应一种食物后再添加其他新的食物。

(4)小儿患病或消化不良时,暂缓添加新的辅食。

【知识解读】

对于幼儿园岗位需求而言,婴儿喂养的相关知识相对应用较少,但该部分知识会以案例、视频分析等方式出现在各种技能大赛中,因此也需要掌握。

三、学前儿童膳食

1. 膳食特点

(1)种类多样:食物种类多样,营养全面才能满足学前儿童的生长发育。

(2)利于消化:因为学前儿童消化系统发育不完善,因此膳食应做到软硬适中,注意烹饪火候。

(3)餐次更多:由于学前儿童的胃容量小,每次摄入的食物较少,但是他们新陈代谢又旺盛,对营养和热量的需求大,因此宜少食多餐,一般为三餐两点。

(4)对营养素的数量、质量要求均较高。

(5)容易形成不良饮食习惯,主要表现为不专心进餐。

2. 膳食指南

(1)食物多样,规律就餐,自主进食,培养健康饮食行为。

(2)每天饮奶,足量饮水,合理选择零食。

(3)合理烹调,少调料,少油炸。

(4)参与食物选择和制作,增进对食物的认知和喜爱。

(5)经常参加户外活动,定期体格测试,保障健康成长。

3. 良好饮食习惯的养成

(1)按时进餐,餐前准备。

(2)专心进餐,细嚼慢咽。

(3)饮食多样,不能偏食。

（4）饮食定量，控制零食。

（5）培养学前儿童独立进餐的能力。

四、托幼机构膳食管理

（一）托幼机构膳食配制

1.膳食配制的原则

（1）满足生长发育对营养的需要。

（2）适合学前儿童的消化能力。

（3）食物能促进食欲。

（4）符合饮食卫生要求。

2.制订食谱原则

（1）执行计划所拟订的食品种类和数目，不随意改变。

（2）注意季节变化，冬季多用热量较高的食物，夏季多用清淡凉爽的食物。

（3）烹调的食物适合学前儿童的消化能力。

（4）品种多样化，能促进食欲。

（5）观察学前儿童接受食物的情况，必要时做调整。

（6）每周更换食谱。

（二）托幼机构膳食制度

1.膳食安排

学前儿童的膳食安排应食物多样化，建议每天食物种类在 12 种以上，每周 25 种以上，烹调油和调味品不计算在内。

2.餐次安排

每天早、中、晚三次正餐，两次加餐，即三餐两点。混合食物在婴幼儿胃中停留 4 小时左右，因此两餐之间的间隔以 3.5~4 小时为宜，不宜少于 3 小时。加餐与正餐之间间隔 1.5~2 小时。加餐尽量以奶类、水果为主，配以少量松软面点，尽量不选择油炸食品、膨化食品、甜点及含糖饮料。

（三）托幼机构膳食评价

1.膳食评价的方法

（1）询问法、观察法。

（2）记账法。

（3）称量法。

（4）营养测算法。

2.膳食评价的维度

（1）学前儿童摄入的食物营养量是否稳定平衡。

（2）三种产热营养素的供能比例是否恰当。

（3）全天能量和营养素摄入是否适宜。

（4）优质蛋白质占总蛋白质的比例是否恰当。

(5)三餐能量摄入分配是否合理。

(6)食物种类是否齐全,是否做到食物的多样化,各种类食物量是否充足。

(四)托幼机构膳食卫生

1. 食品的选购

避免选购的食物:腐烂变质的食物;含有致癌物的食物,如腌腊、烘烤、熏制的动物性食物;天然有毒的食物;含有农药残留、人工色素等有害物质的食物。

2. 厨房卫生

(1)托幼机构的食堂必须取得当地卫生行政部门发放的卫生许可证。

(2)厨房应有完好的纱窗纱门,配备相应的冷藏设备以及消毒、盥洗、污水排放、存放垃圾的设施。

(3)实行生、熟隔离,成品与半成品隔离,食品、药物与杂物隔离,蔬菜与肉类食物隔离。

(4)餐具、饮具严格执行"一洗二清三消毒四保洁"的制度。

3. 炊事人员卫生

(1)炊事人员每年要进行1~2次体格检查,接受卫生知识培训,凭卫生行政部门出具的健康证持证上岗。

(2)炊事人员要注意保持个人卫生,勤洗头、勤换衣服、勤剪指甲、不染指甲;工作时必须穿工作服,工作帽要能包盖头发,戴好口罩;上班前、大小便后要洗手,如厕前要脱去工作服;在炒菜、分菜时不直接从食具中取食物品尝。

(3)炊事人员要严格遵守操作规程,工具、容器必须分开使用、定位存放,用后清洗、消毒。应妥善处理剩余原料,做到调料盒及时加盖,新、老油分开等。

【职场链接】

在晨间谈话时,艳艳告诉老师:"妈妈给我吃的早餐是鸡蛋和牛奶。"艳艳这份早餐配置合理吗?请向艳艳的家长在幼儿早餐配置方面提出合理的建议。

【能力拓展】

食谱编制步骤

确定全日能量需要→确定全日三大营养素需要量→根据餐次比计算每餐三大营养素目标→确定主食品种和数量→确定副食的品种和数量→确定蔬菜量→确定油和盐的使用量→设计一日食谱及用料。

例:计算一个幼儿园幼儿(以4~6岁为例)的一周食谱。

(一)人均能量的确定

4~6岁幼儿人均能量=[4岁组(男1 450+女1 400)+5岁组(男1 600+女1 500)+6岁组(男1 700+女1 600)]÷6×90%=1 387(千卡)

说明:男1450、女1400等数据来源于学前儿童每日膳食热能推荐摄入量,90%~110%为幼儿人均能量的正常浮动范围,这里以下限90%计算。

(二)以人均能量为基础,从三大营养素着手,计算出4~6岁幼儿全天的主食和副食

具体步骤如下。

(1)根据三大产热营养素的供能比及产热系数计算三者的摄入量(克/日):

蛋白质(克)= 1 387×14%/4 = 49

脂肪(克)= 1 387×30%/9 = 46

碳水化合物(克)= 1 387×56%/4 = 194

说明:14%、30%、56%为三大产热营养素的供能比,4、9、4则为三大产热营养素的产热系数。

(2)确定习惯常用食物(如牛奶、鸡蛋、蔬菜、水果等)的用量,并计算其碳水化合物、脂肪、蛋白质的含量。

(3)计算每日所需主食(谷类)量及其蛋白质的含量:

主食量(克)=(碳水化合物摄入量-常用食物碳水化合物含量)/75%

        =(194-34)/75% = 213

主食中蛋白质含量(克)= 主食量(克)×8% = 213×8% = 17

说明:此处75%是谷类碳水化合物的含量,34是常用食物碳水化合物含量,8%是谷类蛋白质含量。

(4)计算每日所需肉类量及其脂肪含量:

肉类量(克)=(蛋白质摄入量-主食中蛋白质含量-常用食物蛋白质含量)/20%

        =(49-17-16)/20% = 80

肉类中脂肪含量(克)= 80×28% = 22

说明:此处的20%是肉类蛋白质含量,16是常用食物蛋白质含量,28%是肉类脂肪含量。

(5)计算每日所需食用油量:

油脂量(克)=(脂肪摄入量-肉类脂肪量-常用食物脂肪含量)/99%

        =(46-22-15)/99% = 9

说明:15是常用食物脂肪含量,99%是常用食用油的脂肪含量。

(三)根据上述计算结果确定每人每日所需食物的种类和数量

1. 谷类食物

4~6岁儿童平均200~300克/日,以大米、面粉为主,杂粮不超过1/3。

2. 蛋白质类食物

每日固定品种是奶类和蛋类。一个鸡蛋、至少250克牛奶,再加上适量的鱼、禽、肉,每日供给总量约80克。同时,可供给适量豆制品,并注意各品种交替使用。

3. 蔬菜水果类

提供维生素、矿物质、膳食纤维,每日供给蔬菜150~250克、水果50~100克。

4. 烹调油的用量

全日8~12克。

(四)根据上述各类食物按照三餐热比值分配到各餐

(1)早餐带量食谱要求热量应占一日总热量的30%左右。

(2)午餐带量食谱要求热量应占一日总热量的30%~35%。

(3)晚餐带量食谱要求热量应占一日总热量的25%~30%。

(4)点心提供的热能占一日总热量的10%左右。

本章小结

本章介绍了六大营养素的基本功能和食物来源,重点强调了学前儿童各种营养素的摄入需要量。在介绍学前儿童平衡膳食的特点和要求的基础上,详细介绍了学前儿童带量食谱的编制和膳食营养评价的方法,强调了做好托幼机构膳食管理工作的重要意义及卫生要求。

▲ 思考与练习

一、单项选择题

1.《幼儿园工作规程》指出,幼儿园应制订合理的幼儿一日生活作息制度,两餐间隔时间不少于(　　)。

　　A.2.5小时　　　　　B.3小时　　　　　C.2小时　　　　　D.3.5小时

2.婴幼儿应多吃蛋、奶等食物,保证维生素D的摄入,以防止因维生素D缺乏而引起(　　)。

　　A.呆小症　　　　　B.异食癖　　　　　C.佝偻病　　　　　D.坏血病

3.幼儿食欲减退、生长发育迟缓主要是因为缺乏微量元素(　　)。

　　A.铁　　　　　　　B.铜　　　　　　　C.锌　　　　　　　D.碘

4.幼儿膳食计划力求各营养素之间有合理的比值,其中碳水化合物所提供的热能应占总热量的(　　)。

　　A.12%~15%　　　B.15%~20%　　　C.20%~30%　　　D.50%~60%

5.幼儿园教师及家长要帮助幼儿养成良好的饮食习惯,如(　　)。

　　A.不定时、定量进餐　　　　　　　　B.少吃或不吃主食,多吃蔬菜

　　C.提醒幼儿吃饭时细嚼慢咽　　　　　D.少喝白开水,多喝牛奶

6.下列膳食搭配中可以达到蛋白质互补作用的是(　　)。

　　A.粗细粮搭配　　　　　　　　　　　B.米面搭配

　　C.谷物和豆类搭配　　　　　　　　　D.蔬菜五色搭配

7.下列选项中属于非产热营养素的是(　　)。

　　A.蛋白质　　　　　B.碳水化合物　　　C.维生素　　　　　D.脂类

8.动物性蛋白质和豆类蛋白质应占所需蛋白质总量的(　　)。

　　A.20%　　　　　　B.35%　　　　　　C.50%　　　　　　D.60%

9.（　　）是合成血红蛋白的重要原料。

　　A. 钙　　　　　　　　B. 铁　　　　　　　　C. 锌　　　　　　　　D. 碘

10. 幼儿患呆小症是严重缺乏（　　）引起的。

　　A. 维生素 D　　　　　B. 铁　　　　　　　　C. 锌　　　　　　　　D. 碘

11. 下列不属于水溶性维生素的是（　　）。

　　A. 维生素 C　　　　　B. 维生素 B_1　　　　C. 维生素 B_2　　　　D. 维生素 D

12. 下面对维生素 A 描述错误的是（　　）。

　　A. 视紫红质的重要组成部分　　　　　　B. 促进正常的生长发育

　　C. 缺少维生素 A 导致软骨病　　　　　　D. 提高机体免疫力

13. 脚气病是缺乏（　　）所致。

　　A. 维生素 A　　　　　B. 维生素 B_1　　　　C. 维生素 B_2　　　　D. 维生素 D

14. 维生素 C 主要来源于（　　）。

　　A. 动物脂肪　　　　　　　　　　　　　　B. 植物油

　　C. 新鲜的蔬菜与水果　　　　　　　　　　D. 紫外线照射

15. 下列对水的生理功能描述错误的是（　　）。

　　A. 构成细胞的必要成分　　　　　　　　　B. 调节体温

　　C. 润滑作用　　　　　　　　　　　　　　D. 免疫机能

二、多项选择题

1. 促进学前儿童钙吸收的有利因素有（　　）。

　　A. 多钠（或多盐）　　　　　　　　　　　B. 植酸、草酸

　　C. 脂肪　　　　　　　　　　　　　　　　D. 蛋白质

　　E. 维生素 D

2. 促进铁吸收的有利因素包括（　　）。

　　A. 蛋白质　　　　　　　　　　　　　　　C. 酸性物质

　　B. 维生素 C　　　　　　　　　　　　　　D. 草酸

　　E. 脂肪

3. 学前儿童所需要的微量营养素包括（　　）。

　　A. 钙　　　　　　　　B. 无机盐　　　　　C. 维生素　　　　　D. 铁　　　E. 锌

4. 相对来说，为学前儿童提供的维生素种类比较齐全的食物有（　　）。

　　A. 蛋黄　　　　　　　　　　　　　　　　B. 全奶

　　C. 鱼子　　　　　　　　　　　　　　　　D. 动物肝脏

　　E. 米面等主食

5. 产热营养素包括（　　）。

　　A. 膳食纤维　　　　　　　　　　　　　　B. 脂肪

　　C. 蛋白质　　　　　　　　　　　　　　　D. 碳水化合物

　　E. 水

6. 下列属于脂溶性维生素的有（　　）。

A. 抗佝偻病维生素　　　　　　　　B. 视黄醇

C. 生育酚　　　　　　　　　　　　D. 抗坏血酸

E. 凝血维生素

7. 下列是水溶性维生素的有（　　　）。

A. 抗干眼病维生素　　　　　　　　B. 核黄素

C. 抗佝偻病维生素　　　　　　　　D. 抗脚气病维生素

E. 抗坏血酸

8. 下列属于完全蛋白质类食物的有（　　　）。

A. 蚕豆　　　　　　　　　　　　　B. 汪丫鱼

C. 鹌鹑蛋　　　　　　　　　　　　D. 牛奶

E. 米饭

9. 人体缺乏维生素 B_2，可能会出现（　　　）。

A. 脚气病　　　　　　　　　　　　B. 唇炎

C. 口角炎　　　　　　　　　　　　D. 过敏性皮炎

E. 阴囊炎

10. 人体水的来源主要包括（　　　）。

A. 饮水　　　　　　　　　　　　　B. 食物中含有的水

C. 内生水（或代谢水）　　　　　　D. 人体细胞组织中的水

E. 尿液

三、填空题

1. 营养素是指食物中所含的、能够维持_____和_____并促进机体生长发育的_____。

2. 营养素一般分为六类，即_____、脂类、_____、矿物质、_____和水。

3. 幼儿膳食中脂肪提供的热量应占总热能的_____%。

4. 蛋白质的营养价值，视所含氨基酸的_____及相互比例而定。

5. 脂肪酸从结构上可分为_____和_____。

6. 多不饱和脂肪酸在体内可以演变成 DHA，俗称_____。

7. 不能被人体消化吸收的多糖类总称为_____。

8. 菠菜、苋菜等含_____多，其与钙可形成_____。

9. 铁是合成_____的重要原料，饮食中摄入的铁不足，可致_____。

10. 碘是合成_____的主要原料，碘的生理功能是通过_____实现的。

11. 最严重的碘缺乏症是_____，也称呆小症。

12. 食物中的胡萝卜素可在体内转化成_____。

13. 维生素 C 缺乏症又称_____，是一种以_____为特征的疾病。

14. 热能并非_____，而是由食物所供给的产热营养素_____、脂肪、蛋白质在代谢过程中_____所释放出的能量。

四、简答题

1. 简述学前儿童膳食的特点。

2. 婴儿添加辅食的原则有哪些?

3. 3~6 岁幼儿喂养指南内容有哪些?

4. 幼儿膳食的搭配方法有哪些?

五、案例分析题

1. 下面是某幼儿周末在家一天的进食情况。

早餐:煮鸡蛋 1 个、250 毫升鲜牛奶

上午零食:可乐 1 瓶、薯片 1 小包

午餐:鸡腿 2 个、果汁饮料 1 杯

下午零食:巧克力 3 块、鲜味虾片 1 袋

晚餐:米饭、冬瓜海带排骨汤、西红柿炒鸡蛋

睡前:500 毫升牛奶 1 杯

问题:请结合营养学知识对该幼儿的进食情况进行点评。

2. 5 岁的聪聪不爱吃青菜,不肯喝牛奶,喜欢吃零食。在餐桌上,要家长答应各种条件才肯开口吃饭,不然就哭闹不止,家长担心孩子哭闹会影响孩子进餐心情,便答应他的各种要求。

(1)家长的做法是否恰当? 为什么?

(2)你有什么好的建议和方法?

第四章

学前儿童常见疾病预防及护理

■ 学习目标

- ●了解常见疾病防治基础知识。
- ●熟悉学前儿童身体常见疾病的病因、症状及预防。
- ●把握学前儿童常见传染病的流行病学特点。
- ●掌握疾病早期识别和常用护理技术。

本章导学(含考纲要点简要说明)

本章知识理论部分主要以单项选择题、多项选择题、简答题及案例分析题的形式考查对内容的掌握情况,实践部分(常用护理技术)则融于"1+X"证书课程、育婴员和保育员证书课程,以及幼儿园保教技能大赛中综合考查。

本章思维导图

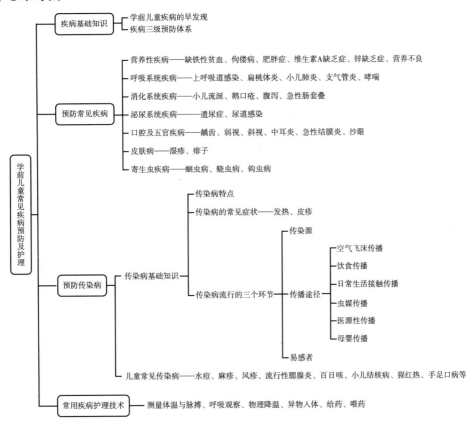

知识要点

一、疾病基础知识

(一)学前儿童疾病的早发现

早发现	识别要点
生病迹象	精神、脸色、食欲、睡眠、大小便、体温等
常见症状	咳嗽、呕吐、哭喊、腹泻、发烧、抽搐、呼吸不畅等

(二)疾病三级预防体系

疾病三级预防	概念
一级预防	也称病因预防,主要针对病因采取相应的措施,防止疾病发生,是控制和消灭疾病的根本措施,是最积极、最有效的预防措施之一
二级预防	通过普查、定期健康检查和设立专门的预防机构来达到早发现、早诊断、早治疗的目的
三级预防	也称临床预防,三级预防可以防止伤残和促进功能恢复。主要包括对症治疗、防止伤残和加强康复的措施

二、预防常见疾病

	病名	病因	症状	预防及护理
小儿四病	缺铁性贫血	先天储铁不足；铁摄入不足；疾病影响	面色苍白；精神不振、食欲减退；心慌气短	①孕妇营养 ②合理膳食，母乳喂养 ③及时治疗 ④坚持体育锻炼
	佝偻病	缺乏维生素D；生长发育过快；日照不足；喂养不当；疾病影响	①精神方面：多汗、枕秃、易激怒、烦躁、夜啼等 ②骨骼改变：头部，方颅、前囟晚闭；胸部，串珠肋、鸡胸、漏斗胸；下肢，佝偻病手镯或脚镯、下肢弯曲（即平常所说的"O"形腿或"X"形腿）；脊柱后凸或侧弯	①预防先天性佝偻病，注重孕妇营养 ②合理膳食，提倡母乳喂养 ③多进行户外活动、晒太阳 ④及时治疗 ⑤患儿不宜久坐、久站、多走，防止骨骼畸变
	腹泻	①非感染性（喂养不当） ②感染性（病原体污染引起急性肠炎）	轻型：腹泻数次，呈稀糊状或蛋花样； 重型：腹泻数次，呈水样，并引起不同程度的脱水，如眼窝凹陷、口唇干裂等	①调整饮食、提倡合理喂养 ②注意饮食卫生，培养儿童良好的卫生习惯 ③注意季节变化、腹部保暖 ④隔离消毒
	小儿肺炎	由细菌或病毒等病原体入侵肺泡引起	烦躁不安、发烧、咳嗽、气急、喘憋，重者口唇青紫，鼻翼扇动，面色灰青	①加强体育锻炼，多晒太阳，多做户外活动，增强体质 ②避免接触呼吸道感染的患者，做好计划免疫 ③已患肺炎者应预防并发症
扁桃体炎		致病细菌侵入扁桃体，导致扁桃体发炎	急性扁桃体炎：起病急，发热、咽痛、吞咽困难、腭扁桃体红肿； 慢性扁桃体炎：头痛、疲倦，低热，咽部不适，发干发痒、疼痛	①户外锻炼，增强体质 ②保持幼儿活动室、卧室空气清新 ③合理安排幼儿的生活，给幼儿提供平衡的膳食 ④发病季节少去公共场所 ⑤发病期间，需对房间进行消毒
龋齿		①牙齿本身问题 ②细菌因素 ③牙缝中的食物残渣	剧烈疼痛；遇刺激时，牙齿酸痛不适	①注意口腔卫生 ②多晒太阳 ③注意营养 ④定期口腔检查

病名	病因	症状	预防及护理
中耳炎	①急性上呼吸道感染诱发 ②鼓膜外伤穿孔等导致细菌侵入 ③不正确的擤鼻涕方法	起病急、发热;耳堵塞感、剧烈疼痛;流出血色液体、脓液	①教会幼儿正确擤鼻涕的方法 ②加强锻炼、预防上呼吸道感染和急性传染病 ③及时治疗、坚持用药
弱视	①斜视导致弱视 ②屈光不正 ③先天性弱视	视力减退、低下;眼球震颤等	①早发现、早治疗 ②定期检查视力 ③注意用眼卫生

三、预防传染病

(一)传染病基础知识

由于传染病的预防和管理是托幼机构的一项重要保健工作,因此需掌握传染病的相关基础知识。

1. 传染病的特点

传染病具有病原体、传染性、免疫性、季节性和地方性等特点。

2. 传染病的常见症状

①发热。发热是多数传染病共有的最常见症状,且多为高热。

②皮疹。很多传染病都有皮疹表现,比如猩红色、水痘等。

3. 传染病流行的三个环节

传染病流行的三个环节是传染源、传播途径、易感者。

传播途径	概念
空气飞沫传播	患者或携带者咳嗽、打喷嚏,使病原体随飞沫被释放到周围的空气中,易感者因吸入这种含有病原体的飞沫而形成新的传染
饮食传播	病原体污染了食物或饮用水,经口进入易感者体内,形成新的传染
日常生活接触传播	病原体随患者或携带者的排泄物或分泌物排出以后,污染周围的日常用品,如衣被、毛巾、玩具、食具等,在这些用品上的病原体再通过人的手或其他方式传播到易感者的口鼻或皮肤上而使之受染的传播
虫媒传播	病原体通过媒介昆虫(如蚊、白蛉、蚤、虱)直接或间接地传入易感者体内,造成感染
医源性传播	医务人员在检查、治疗和预防疾病时或实验室操作过程中造成的传播
母婴传播	包括胎盘传播、哺乳传播和产后母婴密切接触传播

4. 传染病预防

①有效管理传染源——早发现、早隔离、早治疗。

②切断传播途径——发病前预防、发病后消毒。

③保护易感人群——预防接种、提高机体免疫力。

（二）儿童常见传染病

病名	传播途径	病因	典型症状	护理	预防
水痘	飞沫传播	带状疱疹病毒引起	低烧,红色丘疹、水疱,皮肤瘙痒	①注意皮肤清洁、勤换衣物、床单 ②发烧期间卧床休息、保持空气清新 ③用正确的方法止痒 ④饮食易于消化并保证营养 ⑤密切观察	①接种疫苗 ②隔离至皮疹全部结痂、没有新皮疹出现,方可入园 ③检疫,患儿停留的房间需开窗通风3小时以上
麻疹	飞沫传播	麻疹病毒	发热、咳嗽、流鼻涕（普通感冒症状）;科氏斑;皮疹	①注意眼部卫生,以及鼻腔、口腔清洁 ②保持空气清新 ③饮食易于消化并保证营养 ④采取有效的降温措施 ⑤密切观察	①接种疫苗 ②进行人工被动免疫 ③检疫,患儿停留的房间需开窗通风3小时以上
风疹	飞沫传播	风疹病毒	发热、咳嗽、流鼻涕（普通感冒症状）;皮疹;耳后及枕部淋巴结肿大	①多喝水 ②保持空气清新 ③饮食易于消化并保证营养 ④采取有效的降温措施 ⑤密切观察	①接种疫苗 ②早发现、早隔离
流行性腮腺炎	飞沫传播	腮腺炎病毒	发热、畏寒;腮腺肥大	①饮食易于消化并保证营养 ②采取有效的降温措施 ③密切观察	①患儿隔离至腮腺完全消肿 ②可以服用板蓝根预防
百日咳	飞沫传播	百日咳杆菌	发热、咳嗽、流鼻涕（普通感冒症状）;阵发性咳嗽伴有"鸡鸣"	①保持空气清新 ②注意清洁	①接种疫苗 ②早发现、早隔离 ③检疫,患儿停留的房间需开窗通风3小时以上

续表

病名	传播途径	病因	典型症状	护理	预防
小儿结核病	飞沫传播	结核杆菌	低烧、咳嗽、盗汗、乏力等；发病急、传染快	①遵照医嘱用药②加强锻炼③避免接触各种传染病	①接种卡介苗②有生病迹象应及早接受治疗
猩红热	飞沫传播；日常接触传播	A组溶血性链球菌感染	发烧、嗓子疼、呕吐、皮疹；"杨梅舌"	①卧床休息，饮食易于消化并保证营养②口腔清洁、皮肤清洁③病后两周复检，防止急性肾炎	①猩红热患者应隔离治疗、控制传染源②接触者检疫③避免到拥挤的公共场所
手足口病	日常接触传播	肠道病毒	发热、口腔黏膜疱疹；手足臀皮疹	①饮食易于消化并保证营养②皮肤清洁、口腔清洁③降温处理④密切观察	①培养婴幼儿良好的卫生习惯②加强锻炼，增强抵抗力③做好晨检④避免到拥挤的公共场所

【知识解读】

学前儿童常见传染病的预防措施可进行分类掌握。例如，呼吸道传染病非特异性预防方法包括下述几个方面：①加强体育锻炼；②开窗通风、喷洒药水，对空气进行消毒；③对衣物、玩具、食具等进行消毒；④流行季节不去人多的公共场所；⑤早发现、早隔离、早治疗。

【职场链接】

幼儿园某班级发现了1例手足口病患儿，请问你作为管理人员该如何处理？

四、常用疾病护理技术

护理技术		内容（能够口述及实操）
生命体征测量	测体温	一看、二甩、三擦、四放、五夹、六取、七读数
	测脉搏	一找、二按、三计数
	观察呼吸	一呼一吸为一次呼吸
物理降温		一折叠、二浸湿、三拧干、四敷、五更换①冷敷：冷水浸湿毛巾，折叠放于前额，5~10分钟更换一次②冰敷：干毛巾包好冰袋，放于前额，10分钟检查一次③酒精擦拭：浸湿毛巾擦拭腋窝、肘部、腹股沟等大血管行走部位

续表

护理技术		内容（能够口述及实操）
异物入体	气管异物	海姆立克急救法
	鼻腔异物	擤鼻涕、打喷嚏
	咽部异物	及时就医
止鼻血		一静坐、二低头、三张口、四压迫、五冷敷、六塞鼻、七就医
给药	滴眼药水	一擦眼屎、二分眼皮、三滴药、四闭眼、五提眼皮、六转眼球
	滴鼻药	一仰卧、二滴药、三按压、四保持
	滴耳药	一仰卧、二牵拉、三滴药、四揉、五保持
喂药	新生儿	调制药水倒入奶瓶中，按照喂奶方式服药
	1岁	调制药水，取卧位、头略抬高（或抱起、头侧位），拇指压下颚张口喂药
	2岁以上	服水剂充分摇匀，服片剂研碎，服丸剂开水化开，服胶囊逐粒送服

【能力拓展】

"1+X"幼儿照护证书课程实操项目——生命体征测量

2022年，某托幼机构为了提高老师的照护能力，特开展幼儿的生命体征的测量比赛，新来的照护者小李不清楚怎么测量，平时都是去医院看病，只是偶尔用手触摸一下孩子额头进行判断。

任务：作为照护者，请对幼儿进行生命体征的测量（体温、脉搏、呼吸、血压）。

本章小结

本章主要围绕学前儿童常见疾病基础知识、学前儿童常见疾病的早期识别及常用护理技术、学前儿童一般常见病、学前儿童常见传染病内容等进行讨论。本章呈现出对知识点识记要求较高、内容多、范围广、考查综合的特点，建议通过梳理常见疾病的病因、症状、预防和护理四个方面的规律（传染病还应特别注意传播方式）来提高学习效率，提升疾病识别、判断及护理能力。

▲ 思考与练习

一、单项选择题

1. 在患病一周内，可以在患者的皮肤上见到3种皮疹：丘疹、水疱、结痂。导致这种症状的传染病是（　　）。

　　A. 麻疹　　　　　　B. 风疹　　　　　　C. 幼儿急疹　　　　D. 水痘

2. 流行性腮腺炎的主要传播途径是（　　）。

A. 虫媒传播   B. 食物传播

C. 接触传播   D. 空气飞沫传播

3. 给儿童测体温前要让体温计的水银线处于( )。

     A. 37 ℃以下   B. 36 ℃以下

     C. 35 ℃以下   D. 34 ℃以下

4. 患儿手脚指甲周围及口腔内出现大量水疱,疑患( )。

     A. 狂犬病   B. 百日咳

     C. 手足口病   D. 感冒

5. 红色尿,尿液像洗肉水,同时眼皮浮肿,可见于( )。

     A. 过量服用维生素 B_2 B. 肝、胆疾病

     C. 急性肾炎   D. 泌尿系统感染

6. 百日咳、猩红热、麻疹、流行性感冒等呼吸道传染病的传播方式是( )。

     A. 饮食传播   B. 空气飞沫传播

     C. 虫媒传播   D. 日常生活接触传播

7. 以下传染病不是通过饮食传播的是( )。

     A. 伤寒   B. 甲型肝炎   C. 细菌性痢疾   D. 风疹

8. 乙脑的传播方式是( )。

     A. 血液传播   B. 饮食传播   C. 虫媒传播   D. 空气飞沫传播

9. 为提高人群免疫水平,控制和消灭传染病,必须进行系统的、有计划、有组织的

( )。

     A. 灭蚊灭蝇   B. 灭菌消毒   C. 预防接种   D. 强身健体

10. 以下属于传染病的是( )。

     A. 中耳炎   B. 扁桃体炎   C. 腮腺炎   D. 痱子

11. 水痘是由水痘病毒引起的呼吸道传染疾病,发病率最高的小儿年龄段为( )。

     A. 5 个月~2 岁   B. 6 个月~3 岁   C. 7 个月~4 岁   D. 8 个月~2 岁

12. 麻疹一年四季都可发生,但以( )季节多见。

     A. 夏秋   B. 秋冬   C. 冬春   D. 春夏

13. 早期诊断麻疹的重要依据是( )。

     A. 四肢出水疱   B. 科氏斑   C. 喷射性呕吐   D. 惊厥

14. 病初低热,初为红色丘疹,先见于头皮、面部,渐延及躯干、四肢,后成水疱的传染病是( )。

     A. 猩红热   B. 水痘   C. 麻疹   D. 风疹

15. 幼儿急疹的传染性不强,多发生在( )年龄的小儿。

     A. 6 个月~1 岁   B. 6 个月~1 岁半   C. 6 个月~2 岁   D. 6 个月~2 岁半

16. 症状为发热、头痛、喷射性呕吐、体温可达 40 ℃以上,抽风、昏迷的传染病为

( )。

     A. 乙脑   B. 乙型肝炎   C. 猩红热   D. 流行性腮腺炎

17. 以下关于流行性腮腺炎护理措施的说法,错误的是(　　)。

　　A. 保持口腔清洁　　　　　　　　　　B. 检查尿液

　　C. 软食为宜　　　　　　　　　　　　D. 服用板蓝根冲剂

18. "杨梅舌"表现为舌乳头肥大突出,很像杨梅,是以下哪种传染病的症状?(　　)。

　　A. 猩红热　　　　B. 风疹　　　　　C. 麻疹　　　　　D. 水痘

19. 肠道传染病经(　　)传播尤为普遍,故应培养幼儿养成良好的清洁卫生习惯。

　　A. 医源性　　　　B. 血液　　　　　C. 饮食　　　　　D. 空气飞沫

20. 无论甲肝、乙肝,在症状上都可分为黄疸型和无黄疸型,无黄疸型肝炎的症状不包括(　　)。

　　A. 食欲不振　　　　　　　　　　　　B. 乏力

　　C. 巩膜、皮肤出现黄疸　　　　　　　D. 头晕

二、多项选择题

1. "小儿四病"一般是指(　　)。

　　A. 婴幼儿腹泻　　　　　　　　　　　B. 婴幼儿肺炎

　　C. 婴幼儿上呼吸道感染　　　　　　　D. 维生素 D 缺乏性佝偻病

　　E. 营养性缺铁性贫血

2. 婴幼儿尿液浑浊,类似淘米水颜色,出现这种情形,有可能是(　　)。

　　A. 尿路感染　　　　　　　　　　　　B. 天气寒冷,尿液出现一定的结晶现象

　　C. 急性肾炎　　　　　　　　　　　　D. 肝胆疾病

　　E. 肾小球过滤作用差,使尿液中含有一定量的蛋白质

3. 婴幼儿前囟门闭合晚,一直到 2 岁尚未闭合完全,可能是由(　　)所导致的。

　　A. 贫血　　　　　　　　　　　　　　B. 补钙过度

　　C. 佝偻病　　　　　　　　　　　　　D. 脑积水

　　E. 先天性头小畸形

4. 导致婴幼儿腹泻的非感染性因素包括(　　)。

　　A. 对鲜奶、鱼虾等食物过敏　　　　　B. 一次性进食过多

　　C. 腹部受凉　　　　　　　　　　　　D. 进食变味的食物

　　E. 喝冷饮

5. 导致小儿异食的病因可能有(　　)。

　　A. 缺锌　　　　　　　　　　　　　　B. 缺铁

　　C. 钩虫病　　　　　　　　　　　　　D. 缺维生素 C

　　E. 病毒性肝炎

6. 营养性缺铁性贫血的病因一般包括(　　)。

　　A. 胎儿时期铁储存量少　　　　　　　B. 婴幼儿饮食中缺铁

　　C. 长期腹泻等类似疾病的影响　　　　D. 肝脾造血功能差

　　E. 智力低下

7. 维生素 D 缺乏性佝偻病进入活动期后,常见的症状表现有(　　)。

    A. 多汗、夜啼　　　　　　　　　　B. 方颅

    C. 鸡胸、漏斗胸　　　　　　　　　 D. X 形腿、O 形腿

    E. 枕后脱发

8. 龋齿的病因主要可以归结为(　　)。

    A. 食物残渣(尤其是糖类物质)　　　B. 口腔中的细菌

    C. 牙齿钙化不良　　　　　　　　　 D. 辛辣刺激比较频繁

    E. 牙齿排列不整齐

9. 幼儿弱视常见的原因包括(　　)。

    A. 斜视眼伴弱视　　　　　　　　　 B. 长时间看书

    C. 形觉剥夺　　　　　　　　　　　 D. 屈光参差过大

    E. 先天性原因

10. 控制传染源的措施包括(　　)。

    A. 对传染病密切接触者进行检验检疫　　B. 早发现患者

    C. 早报告、早隔离患者　　　　　　　　D. 早治疗患者

    E. 保持周围环境的清洁卫生

11. 下列属于保护易感者的措施有(　　)。

    A. 培养学前儿童良好的生活卫生习惯,增强其体质

    B. 进行预防接种

    C. 多吃东西

    D. 少说话

    E. 家中多准备一些药物

12. 从病原体的角度来说,以下传染病可以归为一类的有(　　)。

    A. 水痘　　　　　　　　　　　　　 B. 麻疹

    C. 急性上呼吸道感染　　　　　　　 D. 流行性腮腺炎

    E. "非典"

13. 从传染病的主要传播途径来说,以下传染病可以归为一类的有(　　)。

    A. 脚气　　　　　　　　　　　　　 B. 灰指甲

    C. 体癣　　　　　　　　　　　　　 D. 红眼病

    E. 沙眼

14. 对于学前儿童来说,常见的简易通便方法有(　　)。

    A. 开塞露通便法　　　　　　　　　 B. 甘油栓通便法

    C. 肥皂条(栓)通便法　　　　　　　 D. 手指按摩通便法

    E. 手抠干大便法

15. 特别需要注意防止"病从口入"的传染病主要有(　　)。

    A. 菌痢　　　B. 甲肝　　　C. 手足口病　　　D. 水痘　　　E. 伤寒

三、简答题

1. 简述幼儿园对手足口病的有效预防措施。
2. 请列举 5 种通过空气飞沫传播的呼吸道传染病。

四、案例分析题

某 9 个月大的婴儿,经常夜间惊醒哭闹,头部有枕秃,并伴有方颅等骨骼发育特点。

（1）该婴儿可能患有什么疾病? 该可能疾病除上述症状外还有哪些症状?

（2）引起该可能疾病的原因是什么?

（3）家长可采取哪些措施预防该可能疾病?

第五章

学前儿童心理健康

■ 学习目标

- ●掌握学前儿童心理健康的标志,了解不同年龄段学前儿童心理健康的需求。
- ●了解常见的学前儿童心理问题行为矫正方法。
- ●能够正确描述学前儿童常见心理问题的症状,并采取适当预防矫正措施。

本章导学(含考纲要点简要说明)

　　本章知识理论部分主要以单项选择题、填空题、判断题、简答题和案例分析题的形式考查对内容的掌握情况,实践部分(学前儿童常见心理问题及矫正)则融于幼儿园教师资格证考试中综合考查。

本章思维导图

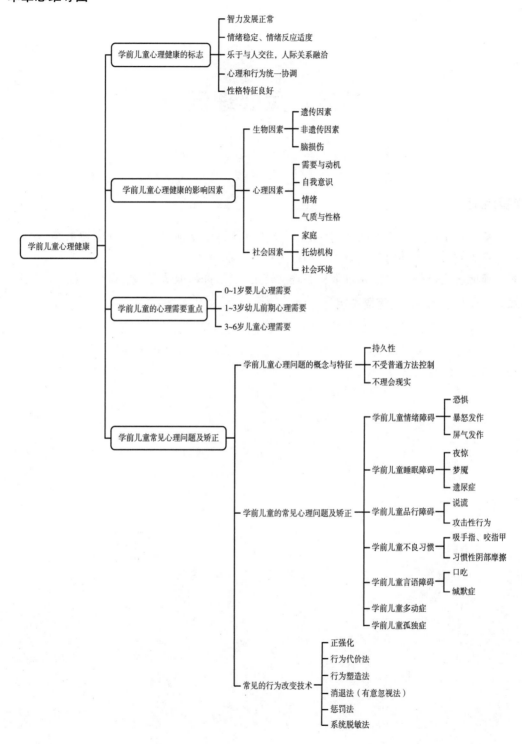

知识要点

一、学前儿童心理健康的标志

1. 心理健康的定义

一般认为心理健康是指没有临床症状,身心都符合正常发展标准,具有良好适应性并能为社会所接受的一种积极稳定的心理状态。

2. 学前儿童心理健康的标志

(1)智力发展正常。

(2)情绪稳定、情绪反应适度。

(3)乐于与人交往,人际关系融洽。

(4)心理和行为统一协调。

(5)性格特征良好。

二、学前儿童心理健康的影响因素

生物因素	遗传因素	遗传因素是心理发展必要的物质前提
	非遗传因素	由于病菌或病毒感染中枢神经系统的组织结构而导致的心理障碍或精神失常,可以阻抑心理的发展,造成智力迟滞或痴呆
	脑损伤	脑损伤是影响儿童心理健康发展和造成心理障碍的重要原因之一
心理因素	需要与动机	当儿童的需要与动机在现实生活中不能得到或不能全部得到满足时,就可能产生动机冲突
	自我意识	自我评价过高或过低都会阻碍个性的健康发展
	情绪	学前儿童心理的紧张状态和平衡失调往往与他们的消极情绪联系在一起
	气质与性格	气质与性格是个体稳定的心理特征
社会因素	家庭	家庭氛围与亲子关系
	托幼机构	师幼关系与同伴关系
	社会环境	社会生活与电子技术

三、学前儿童的心理需要重点

1. 0~1 岁婴儿心理需要重点

(1)满足婴儿的多种需要,包括生理需要、心理需要和活动需要;

(2)避免婴儿受到伤害。

2.1~3 岁幼儿前期心理需要重点

(1)满足儿童独立性的需要。

(2)鼓励儿童与他人交往。

(3)帮助儿童做好从家庭到幼儿园的过渡工作。

3.3~6 岁儿童心理需要重点

(1)自我概念。

(2)重视儿童性别角色培养。

(3)为进入小学做好准备。

四、学前儿童常见心理问题及矫正

1.学前儿童心理问题的概念

学前儿童心理问题是指学前儿童在情绪、观念、行为、兴趣、个性等方面出现一系列的失调。

2.学前儿童心理问题的一般特征

(1)持久性。

(2)不受普通方法控制。

(3)不理会现实。

3.学前儿童常见的心理问题及矫正

(1)学前儿童情绪障碍

常见心理问题		症状表现	原因	预防矫正
学前儿童情绪障碍	恐惧	①对某些事物持续严重的恐惧反应 ②行为异常,焦虑不安	①特殊刺激引起的直接反应 ②恐惧是一种共鸣 ③恐惧是受恐吓的结果	①禁止采用恐吓、威胁的方法 ②鼓励儿童观察和认识各种自然现象 ③禁止儿童看恐怖影视、图片等
	暴怒发作	哭闹、尖叫、在地上打滚、用头撞墙、撕东西、扯自己头发	①家长的溺爱 ②反复的妥协	①引导儿童合理宣泄自己的不良情绪 ②不溺爱孩子 ③面对孩子的暴怒发作不妥协 ④不迁就不合理要求
	屏气发作	①面色发白、口唇青紫 ②全身强直、意识丧失、出现抽搐,其后肌肉松弛、恢复正常呼吸	遇到不合己意的事情时,突然出现急剧的情绪爆发、发怒、惊惧、哭闹	①避免可能引起孩子心理过度紧张的各种因素出现 ②家长镇静,松开孩子衣领、裤带,侧卧轻轻扶住孩子 ③孩子恢复正常后,缓解其紧张情绪

（2）学前儿童睡眠障碍

常见心理问题		症状表现	原因	预防矫正
学前儿童睡眠障碍	夜惊	入睡不久在没有任何外界环境变化的情况下，突然喊出声来，并从床上坐起，表情恐惧	①白天情绪紧张 ②睡前精神紧张 ③室内空气差等	①改变不良环境 ②注意培养良好的睡眠习惯 ③消除引起紧张不安的心理诱因
	梦魇	从噩梦中惊醒，能清晰地回忆梦中内容，多发生在后半夜	①压力较大、过度疲累、作息不规律、失眠、焦虑所致 ②睡姿不正确引起	①科学合理地安排孩子的作息时间 ②减轻孩子的心理压力，消除引起紧张不安的因素 ③纠正孩子不正确的睡眠姿势，提倡右侧卧位睡眠 ④随着年龄的增长，梦魇的发作会自然减少或消失
	遗尿症	在有意识控制排尿的年龄段，白天或晚上仍然不能主动控制，经常尿湿床铺、裤子等	①心理因素 ②训练不当 ③遗传因素 ④器质性遗尿症	①消除引起儿童精神紧张不安的各种因素 ②建立合理的作息制度 ③加强自觉排尿的训练 ④配合药物或针灸治疗

（3）学前儿童品行障碍

常见心理问题		症状表现	原因	预防矫正
学前儿童品行障碍	说谎	儿童将与实际情况完全不相符或根本没有发生过的事件描述得完整确定	①无意说谎 ②有意说谎	①成人正确看待儿童说谎，区分无意说谎和有意说谎，耐心细致地引导儿童改正错误 ②提倡良好的教养方式，鼓励儿童说实话，培养诚实守信的良好品质 ③重视成人的榜样作用，言行、举止诚实，态度诚恳，不说谎话
	攻击性行为	因为欲望得不到满足而采取有害他人、毁坏物品的行为	①社会习得，通过观察别人的攻击行为模仿学习而成 ②父母的教育方式和期望 ③精力旺盛，不会交往	①重视成人的榜样作用，言谈举止、为人处世给儿童正面示范 ②采取正确的家庭教养方式，避免打骂、惩罚儿童 ③帮助儿童重建自我认识，耐心帮助儿童，增强其"我是好孩子"的自信 ④教给儿童合理宣泄不良情绪的方法

（4）学前儿童不良习惯

常见心理问题		症状表现	原因	预防矫正
学前儿童 不良习惯	吸手指、 咬指甲	经常控制不住地表现出吮吸手指、用牙齿咬手指甲的行为	①情绪紧张、焦虑不安或自卑沮丧 ②其根源可能是受关注不够或缺乏安全感	①消除引起紧张、不安的因素 ②多关心儿童,给儿童安全感 ③多陪儿童参加游戏活动 ④要培养儿童良好的卫生习惯,常修剪指甲
	习惯性 阴部摩擦	两腿交叉上下摩擦,或骑坐在某些物体上来回活动身体,摩擦阴部,出现脸红、眼神凝视、表情不自然情况	①大多是生殖器不洁或局部疾病引起瘙痒所致 ②缺少玩具和令他感兴趣的活动,或是没有困意、无聊所致 ③心理的紧张不安等	①正确面对,找准原因,对症下药 ②日常生活中帮助儿童经常清洗外阴,讲卫生,保持外阴干燥清洁 ③穿衣勿过暖,内裤不要太紧 ④成人不要过多关注,丰富儿童的其他活动,转移注意力

（5）学前儿童言语障碍

常见心理问题		症状表现	原因	预防矫正
学前儿童 言语障碍	口吃	说话时不由自主地在字音或字句上表现出不正确的停顿、延长和重复现象	①受惊吓 ②模仿 ③成人教育上的失误 ④身体疾病	①正确示范,及早发现儿童的口吃现象 ②正确对待儿童说话不流畅现象,不要过分关注,更不要耻笑和批评 ③消除导致儿童紧张的因素,不要强迫其说话 ④必要时进行专门的语言训练
	缄默症	已经获得语言能力的儿童,因精神因素的影响而出现的一种在某些场合保持沉默不语的现象	①一种自我保护的方式 ②个性敏感,环境陌生或突变使其紧张,没有安全感 ③家、园受关注有落差而内心产生挫败感	①不要过分注意儿童的语言表现,不要勉强儿童说话,避免增加其精神负担 ②可采用忽视的方法消除儿童的心理矛盾 ③鼓励儿童参加集体活动,以逐渐消除对陌生人和新环境的紧张情绪

（6）学前儿童多动症、孤独症

常见心理问题	症状表现	原因	预防矫正
注意缺陷与多动障碍	注意力涣散、活动过度、冲动任性和学习困难	①遗传及家庭不良教养方式 ②患儿脑部有器质性病变，或者体内血铅过高，影响中枢神经系统功能	①心理治疗 ②视听动能力训练，培养注意力的集中等
孤独症	社会交往障碍，对亲人没有依恋之情；语言交流障碍；重复刻板行为；感知障碍、认知障碍及癫痫发作	①生物学因素影响 ②早期生活环境缺乏情感交流等	①康复训练，提高能力 ②为儿童创造正常的生活环境

4. 常见的行为改变技术

正强化	儿童出现符合要求的良好行为时，成人立即给予奖励，使其感到满足，形成良好习惯
行为代价法	当儿童出现不良行为时，成人将本该儿童享受的某种奖励或权利收走一段时间，以达到减少不良行为的目的
行为塑造法	通过循序渐进的方式培养或增加某种行为
消退法（有意忽视法）	当儿童出现某种不良行为时，不过多关注，给予不理睬的态度
惩罚法	对儿童出现不良行为的后果或表现给予不愉快的刺激，减少或消除其不良行为
系统脱敏法	在充分放松的心境下，让儿童逐渐接近其焦虑、惧怕的事物，或逐渐提高其对所焦虑、惧怕的事物的刺激强度，最终对焦虑、惧怕的事物的敏感性逐渐降低，直至消失

【知识解读】

对于幼儿园岗位需求而言，学前儿童常见心理问题及矫正的相关知识相对应用较多，同时会以案例、视频分析等方式出现在各种技能大赛中，因此需要重点掌握。

【职场链接】

一些幼儿园的孩子经常会不由自主地用牙齿将长出的手指甲咬去，甚至吃掉，有的还咬指甲周围的表皮。如果你班上有这样的孩子，你将怎样处理？

【能力拓展】

有一名5岁半的儿童，因为在4岁时曾经被邻居家的狗咬伤臀部，所以每当看见小狗时就出现惊恐的症状，吓得退缩，有时哭喊，并伴有心跳加快、心慌、出汗、脸色发白等症状。该儿童可能存在儿童期恐惧症，请你想想采用系统脱敏法应如何矫治？

系统脱敏法又称交互抑制法，是由美国学者沃尔普创立和发展的。这种方法主要是诱导患者缓慢地暴露出导致神经症焦虑、恐惧的情境，并通过心理的放松状态来对抗这种焦虑情绪,从而达到消除焦虑或恐惧的目的。

具体操作步骤:第一步是学习掌握放松技巧,第二步是建构焦虑的等级,第三步是进行系统脱敏,第四步是在实际情境中重复练习。

该案例中采用系统脱敏法进行矫治的步骤如下:

(1)对于这种过度反应,儿童可在父母的陪同下,一边做愉快的事情,一边从无关的话题转移到关于狗的话题上来(1级刺激——听"狗"一词)。

(2)从看狗图片发展到玩狗玩具(2级刺激——看静态的假"狗")。

(3)从看电视上狗的形象(3级刺激——动态的假"狗")发展到看真实的狗。

(4)从远远地看真狗(4级刺激——看真狗)发展到逐渐接近用绳子牵着的狗(5级刺激——近距离接近真狗),等等。鼓励儿童去看,去接触,多次反复,直至儿童不再过度恐惧狗。

本章小结

本章一方面分析了学前儿童心理健康的含义,描述了学前儿童心理健康的标准,了解影响学前儿童心理健康的因素,熟知学前儿童不同年龄段的心理需求;另一方面选择了学前儿童常见的心理行为问题,分析了产生这些问题和障碍的主要原因,提出了预防矫正策略,旨在让学生了解学前儿童心理卫生知识,注意学前儿童心理发展过程的需要,为学前儿童心理健康发展提供必要的帮助。

▲ 思考与练习

一、单项选择题

1. 以下不是儿童心理健康标志的是(   )。
   A. 心理和行为统一协调　　　　　　　　B. 乐于与人交往
   C. 睡眠质量良好　　　　　　　　　　　D. 智力发展正常

2. 患缄默症的儿童缄默不语,多由紧张、恐惧或被人嘲笑等精神因素引起,是一种(   )反应。
   A. 保护性　　　　B. 抑制性　　　　C. 攻击性　　　　D. 强制性

3. 暴怒发作的儿童常常用自损行为来表达需求,暴怒发作时,以下措施正确的是(   )。
   A. 采用强制手段加以制止　　　　　　　B. 立即满足他的需求
   C. 坚持讲道理,不迁就不合理的要求　　D. 指责、打骂

4. 矫正儿童口吃的正确方法是(   )。
   A. 消除紧张情绪　　B. 密切关注　　C. 及时提醒　　D. 批评指正

5. 儿童在情绪急剧爆发时出现屏气发作现象属于(   )。
   A. 神经性习惯　　B. 情绪障碍　　C. 品行障碍　　D. 睡眠障碍

6. 对于如何维护和促进儿童的心理健康,错误的是(   )。
   A. 应对儿童进行心理健康教育
   B. 儿童的年龄太小,不用对其开展心理咨询

C. 应培养儿童学会调整自己的情绪,不乱发脾气

D. 多给儿童创造一些合作与分享的机会,学习社会交往技能

7. 对于3岁前儿童"口吃"现象,我们应理解为(　　)。

    A. 这是学话初期常见的正常现象,不必紧张

    B. 应强迫孩子再说一遍

    C. 应反复练习,加以矫正

    D. 应进行心理治疗

8. 儿童攻击性行为的最大特点是(　　)。

    A. 情绪性 　　　　　　　　　　　　B. 破坏性

    C. 目的性 　　　　　　　　　　　　D. 情境性

9. 下列不是儿童功能性遗尿症病因的是(　　)。

    A. 精神紧张 　　　　　　　　　　　B. 白天过累

    C. 躯体疾病 　　　　　　　　　　　D. 生活环境变化

10. 口吃最常发生在(　　)。

    A. 1~2岁 　　　　　　　　　　　　B. 3~4岁

    C. 5~6岁 　　　　　　　　　　　　D. 2~3岁

11. (　　)是攻击性行为产生的直接原因。

    A. 父母的惩罚 　　　　　　　　　　B. 大众传播媒介

    C. 强化 　　　　　　　　　　　　　D. 挫折

12. 儿童做噩梦并伴有呼吸急促、心跳加剧等现象,自觉全身不能动弹,以致从梦中惊醒、哭闹,醒后仍有短暂的情绪失常,紧张、害怕、出冷汗、面色苍白等,这是(　　)。

    A. 癫痫发作 　　　　　　　　　　　B. 梦游症

    C. 夜惊 　　　　　　　　　　　　　D. 梦魇

13. 有关儿童口吃叙述错误的是(　　)。

    A. 口吃发生的原因是发音器官或神经系统有缺陷

    B. 引起口吃的诱因可能是精神创伤、模仿或疾病

    C. 发音性口齿不流利不是口吃

    D. 成人不要强迫有口吃现象的儿童

14. 对于正在哭闹的儿童而言,成人帮助其控制情绪的最佳方法是(　　)。

    A. 冷处理法 　　　　　　　　　　　B. 转移法

    C. 反思法 　　　　　　　　　　　　D. 自说服法

15. 离园时东东开心地对妈妈说:"今天老师表扬我了,还给我贴了好多小星星呢!"妈妈和老师沟通后发现并没有这回事。妈妈觉得孩子撒谎了,感到非常担忧。对此,你认为(　　)。

    A. 东东撒谎了,必须高度重视,及时教育引导

    B. 东东将想象和现实混淆了,这是儿童心理发展不成熟的正常表现

    C. 这是儿童双重人格的表现,建议家园教育要保持一致

    D. 教师在教育活动中没有恰当运用表扬与奖励等方法,应加以改进

16. 儿童说:"我看到比老虎还大的狗。"原因可能是( )。
    A. 夸张式说谎   B. 不知真实与想象的说谎
    C. 纯粹的说谎   D. 确实看到了这样的狗

17. 矫正儿童习惯性阴部摩擦的最佳方法是( )。
    A. 消退法   B. 系统脱敏法
    C. 强化法   D. 转移注意法

18. 丁丁喜欢吸吮大拇指,小朋友经常向李老师告状:"丁丁又吃手了!"以下李老师采取的教育策略中,不适宜的是( )。
    A. 向丁丁说明吸吮手指的坏处
    B. 引导丁丁定时定量进食
    C. 分散丁丁的注意力
    D. 告诉丁丁:"你再吃手指,就不让小朋友和你玩。"

19. 对于入园初期适应困难的孩子,幼儿园教师可以( )。
    A. 要求儿童严守幼儿园一日生活制度,按时入园、离园
    B. 允许他们上半天,如中午饭后由家长接回,再逐渐延长在园时间
    C. 多批评爱哭闹的孩子
    D. 通知家长接回孩子

20. 小林总觉得自己的手很脏,于是经常连续不断地洗手,为此他耗费了大量时间,小林的这种表现属于心理障碍中的( )。
    A. 恐惧症   B. 抑郁症
    C. 强迫症   D. 焦虑症

二、填空题

1. 健康是指身体、_____和_____的健全状态,而不只是没有疾病或虚弱现象。

2. 正常的_____水平是儿童与周围环境取得平衡和协调的基本心理条件。

3. 影响婴幼儿心理健康的因素有生物因素、_____和_____,它们相互联系,不可分割地交织在一起,会对儿童的心理产生影响。

4. 影响儿童心理健康的心理因素有动机、情绪和_____等。

5. 正确的自我认识,是儿童使自己的行为适应_____的基本条件之一。

6. 成人可从_____、_____和恰当的自我评价等方面引导幼儿学习社会交往技能。

7. 在培养儿童学会调整自己的情绪方面,除了要让其懂得哪些要求合理,哪些要求不合理外,还要让其学会_____宣泄不良情绪。

8. _____和紧张不安是引起儿童夜惊的主要精神因素,消除这些精神因素和有关疾病因素,保持_____的作息时间,多数儿童夜惊现象可自行消失。

9. 若儿童_____岁以后经常在白天不能控制排尿或不能于睡觉时醒来自觉地排尿,在排除了身体疾病的原因之后,则称为_____。

10. 婴儿孤独症又称为_____,他们似乎生活在一个自我封闭的"壳"里,与外界建

立不起情感联系。

三、判断题

1.教师要允许儿童犯错误,告诉他改了就好,不要打骂儿童,以免他因害怕惩罚而说谎。　　　　　　　　　　　　　　　　　　　　　　　　　　　　　（　　）

2.儿童期多动综合征是一类以交往障碍为最突出表现、以多动为主要特征的儿童行为问题。　　　　　　　　　　　　　　　　　　　　　　　　　　　　　（　　）

3.儿童攻击性行为的最大特点是情境性。　　　　　　　　　　　　　（　　）

4.梦魇是学前儿童中较为多见的一种睡眠障碍。　　　　　　　　　　（　　）

5.儿童攻击性行为存在明显的性别差异。一般来说,男孩比女孩更容易在受到攻击后出现报复行为。　　　　　　　　　　　　　　　　　　　　　　　　　（　　）

四、简答题

1.简述婴幼儿心理健康的标志。

2.简述维护和促进婴幼儿心理健康的措施。

3.如何矫治儿童暴怒发作?

五、案例分析题

1.一名6岁儿童常常在入睡两小时左右突然惊醒,瞪目坐起,躁动不安,面露恐怖表情,面色苍白,呼吸急促,叫喊不听,家长安慰也无济于事,持续一段时间之后停止。家长问他刚才怎么了,他完全回忆不起来。

(1)该儿童可能存在哪种心理障碍?

(2)引起这种现象的原因有哪些?

(3)该儿童平时应如何保健?

2.某中班儿童随父母工作调动,进入新的幼儿园,白天和晚上开始出现遗尿现象,被老师和父母批评后遗尿更加频繁。

(1)该儿童的遗尿现象属于哪种病症?

(2)可诱发该病症的原因有哪些?

(3)如何矫治该病症?

第六章

学前儿童安全与急救

■ 学习目标

● 了解幼儿园常见安全事故的预防措施和处理原则。

● 熟悉学前儿童常见意外伤害的急救原则。

● 掌握影响学前儿童安全的因素。

● 掌握各种常用急救技术以及常见意外伤害的处理方法。

本章导学(含考纲要点简要说明)

本章知识理论部分主要以单项选择题、多项选择题、判断题、简答题及案例分析题的形式考查对内容的掌握情况,实践部分(常用意外伤害与急救处理)则融于"1+X"证书课程、育婴员和保育员证书课程,以及幼儿园保教技能大赛中综合考查。

本章思维导图

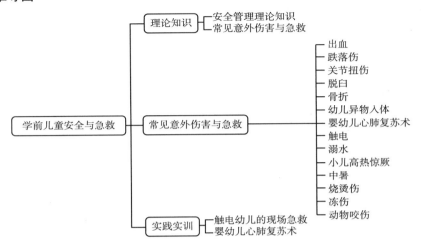

知识要点

一、安全管理理论知识

学前儿童安全及安全管理分为机构安全管理和家庭安全管理。

学前儿童机构安全管理	用品、食品、环境、人员、制度
学前儿童家庭安全管理	用品、食品、环境、药物

(一)学前儿童机构安全管理

学前儿童机构一般情况下为幼儿园,幼儿园的教育不仅是知识的教育,还有安全的教育,安全教育往往要放在知识教育和技能教育的前面,没有生命安全,就无所谓后者。学前儿童机构安全管理包括:

(1)食品、用品安全。

(2)环境安全。

(3)人员、制度安全管理。

【知识解读】

实现优质化幼儿园安全管理,对所有园区内人员的管理必不可少,应针对不同人员制订不同的安全制度,培训学习,并真正落到实处。例如,食堂人员的安全管理应从食堂工作人员个人健康安全开始,制订食堂工作安全管理制度,坚决按制度标准做事,管理人员应定期检查,同时公开接受家庭、学校其他工作人员以及社会人员的监督,共同维护孩子们的健康和安全。

(二)学前儿童家庭安全管理

1. 食品、用品安全

学前儿童处于生长发育的初期,体质比较特殊,生理和心理需求也有所不同,因此对其食品、用品的选择提出了较高要求,故而在幼儿家庭生活的各个方面,都需更加严格谨慎。

2. 环境安全

学前儿童家庭环境安全,家长应起模范带头作用,并认真仔细、耐心地全方位守护孩子的安全。

3. 药物安全

(1)家长将药物存放在合理的位置,在保证其药效的同时,也要预防幼儿可以拿到并自行服用。

(2)家长不能随意给幼儿服药,尤其是抗生素类药品,须遵医嘱用药,因为一旦发生抗生素类药品过敏事件,可危及生命。

(3)对于体质较弱的孩子,不可随意大补,或者是喂服中药,中药含量成分未知,幼儿代谢系统发育不完善,长期服用,可能诱发肾脏功能衰竭。

【知识解读】

药物安全管理最重要的前提是遵医嘱用药,药物用法用量要精准,注意药物配伍禁忌,尽量不混合用药,更不可随意服用、增减量,延长或缩短用药周期,等等。

二、常见意外伤害与急救

(一)出血

1. 出血的种类

种类	内容
皮下出血	皮下出血通常也称为皮下血肿,多发生在跌倒、受挤压、受挫伤的情况下,皮肤没有出现破损,只是皮下软组织形成血肿、瘀斑,伤情较轻
外出血	外出血是指皮肤有伤口,血液从伤口流出,根据伤口部位、大小、深度和伤情轻重可分为毛细血管出血,静脉出血和动脉出血。毛细血管出血:血液颜色为红色,血液从伤口渗出或者滴出,短时间可自行凝固,伤情较轻;静脉出血:血液从伤口均匀流出,颜色较深,为暗红色,短时间内不可自行凝固,需采取止血措施,伤情较毛细血管出血重;动脉出血:血液从伤口喷涌而出,喷出节奏与心脏搏动一致,血液颜色较浅,为鲜红色,伤口通常不可自行凝固,需采取积极止血措施,短时间内可大量出血,危及生命,伤情较重
内出血	内出血是指体内深部组织或内脏器官等损伤所引起的出血。体表没有伤口,无外流血液,一般不容易发现,但对患者生命威胁巨大。患者临床表现:早期面色苍白、呼吸急促、出冷汗、手脚发凉、心慌等,后期可出现面色发绀、脉细弱、昏迷,甚至休克等,消化道出血患者可通过呕血、便血等症状提示,一旦疑有内出血者,应立即就医

2. 外出血的止血方法

(1)指压止血法:毛细血管出血和小静脉出血,一般位于浅表,伤口较小,可直接用手指压迫近心端的动脉血管于骨面上,阻断源流,以达到止血目的。时间为 5~10 分钟,力度适中,同时抬高患肢。

注意:找压迫点时要用食指或无名指,不要用拇指,因为拇指中央有粗大的动脉,容易造成误判断。当找到动脉压迫点后,再换拇指按压或几个指头同时按压。

(2)直接压迫止血法:直接压迫伤口,无论用干净纱布还是其他布类物品直接按在出血区,都能有效止血。对于凝血功能正常的人来说,小伤口出血,运用直接压迫止血法是最便捷的办法,止血效果立竿见影。大静脉出血时,伤口位置较深,伤及大静脉,出血较多,需要立即使用干净纱布、棉花垫在伤口上,用绷带、止血带等物品压住止血或用手压住止血,并立即送医作进一步处理。

(3)加压包扎止血法:常运用于动脉出血的止血办法,动脉出血时,伤口大且深,应快速用拇指压住出血血管的上端(近心端),用力压闭血管,阻断血流。或者在伤口外侧盖上敷料后再加压包扎,以达到止血目的。另外,空腔脏器出血,或者是组织缺损出血,可以用棉织品将出血的空腔或组织缺损处紧紧填塞,直至确实止住出血后,在伤口外侧盖上敷料后再加压包扎,以达到止血目的。做好基础包扎后,应迅速就近送医。

(4)止血带止血法:适用于四肢大血管的出血。常见的材料有橡皮带、绷带,如果现场无上述材料,可就地取材对出血肢体进行捆扎,但捆扎部位必须在垫好衬垫后方可进行。止血带止血可使肢体的血流中断,倘若止血带捆扎时间过长,可能引起肢体供血不足,出血坏死的严重后果,故非专业人士一般不选用此方法进行止血。

3.几种常见出血的紧急处理

(1)擦伤:指皮肤被物理摩擦后引起的表皮损伤,如摔倒在地面出现的皮肤剐蹭,伤口出现表皮剥脱、翻卷,可伴有少量出血、渗液等现象。

①小面积擦伤处理:首先做好伤口清洁,然后用碘伏等消毒液涂抹伤口,防止继发感染。若是关节附近出现擦伤,消毒后应使用纱布进行包扎处理。

②大面积擦伤或皮肤中嵌入玻璃碴、泥沙、煤渣等异物时:首先是用生理盐水冲洗,做好伤口清洁后再涂抹药水,避免未消毒的手或物品直接接触伤口,防止继发感染。

(2)挫伤:幼儿挫伤是最常见的闭合伤之一,挫伤多见于损伤到软组织,一般表现为局部的皮下出血、疼痛、肿胀和炎性渗出,并导致挫伤周围的关节功能以及肢体活动障碍。处理方法主要为局部消炎、止疼、消肿、抬高患肢、理疗、热敷等。

轻度皮下挫伤应在 24 小时内冷敷,加压包扎,如伤处为四肢,应尽量抬高患处。冷敷的目的是使破裂的血管收缩,减少出血,避免加重伤情。时间为每隔 3~4 小时一次,敷 5~8 分钟。冷敷后,在伤部进行衬垫包裹后加压包扎,避免包扎过紧影响血液循环。然后在 24 小时后拆除包扎,可根据伤情采用热敷或涂抹活血化瘀药物等方法,促进血肿吸收,一周左右即可痊愈。

重度挫伤可伤及内脏,引起血肿甚至休克,应立即就医。

(3)鼻出血:出血的部位多位于接近鼻孔的鼻中隔上,此处鼻黏膜薄、血管较密集,易损伤出血。处理步骤如下所述。

①直接压迫止血法:捏住鼻翼。婴儿坐位,头略低,用口呼吸,用拇指和食指的第二指节捏住幼儿两侧鼻翼,一般 5~10 分钟可止血。

②冷敷:将毛巾浸湿冷水或冰水后拧至不滴水状态,置于幼儿鼻根或后颈部,冷敷可促使破裂血管遇冷收缩,减轻伤情或有效止血。

③填充:鼻出血较多时,可用无菌棉球或者无菌纱布团塞入鼻腔,塞紧后使鼻腔内部受压止血。

④减少活动:止血后 2~3 小时内不要做剧烈运动,避免伤口再次出血。

⑤经过上述处理仍不能止血时,需要立即送医处理。

⑥若幼儿经常发生鼻出血,要送医检查。排除血液疾病,如再生障碍性贫血、血小板减少、白血病等。

注意:鼻出血时不要让幼儿仰卧或抬头止血,因为仰卧或抬头可能使血液反向流入咽喉部,并经吞咽进入食道及胃,血液刺激胃黏膜会引发呕吐。另外,气道和食道生理位置较近,如果流血较多,则可能会误吸入呼吸道,从而引起窒息,严重者可危及生命。

(二)跌落伤

最常见的跌落伤多为从家具、楼梯、阳台等高处跌落。幼儿跌落伤伤情各异,出现幼儿跌落,现场应灵活、快速处理。

跌落伤各类情况处理方法
(1)如果幼儿神志清醒,无哭闹,活动自如,或只是轻度擦伤、挫伤,居家进行简单的伤口处理即可。若幼儿出现惶恐、焦虑、紧张的情绪,要及时给予幼儿情绪安慰,做好心理护理,避免产生后续心理问题
(2)如果幼儿出现开放性损伤,现场应科学地进行清洁、消毒、止血或包扎,伤口较大、伤情较重者需立即送医进行清创缝合等救治
(3)如果幼儿是颈腰背部先着地,有可能造成脊柱损伤,因此,不要随意翻动伤者颈腰背部,更不能立即将幼儿抱起,应立即拨打120,配合专业人员安全送医,全程尽量保持平稳,减少"二次伤害"
(4)如果幼儿头部先着地,出现小而明显的皮下血肿,不要揉搓,应在 24 小时内冷敷并适当加压止血,减少出血,减轻病情;24 小时后可热敷,促进血肿消散。若出现头部较大血肿或无明显血肿,同时伴神志不清、有呕吐、昏迷等症状,可能是颅内出血,应立即送医院抢救
(5)幼儿头部着地,如果发现幼儿的耳、鼻有血液流出,怀疑存在颅底骨折,伤情较重,应立即送医 注意:为避免继发颅内感染,加重病情,不可用纸巾、棉球或纱布等随意堵塞鼻孔或耳孔

(三)关节扭伤

幼儿关节扭伤主要发生在幼儿行走、追逐奔跑、上下楼梯时身体失衡后摔倒遭受内翻或外翻暴力,使关节韧带过度牵拉导致韧带部分损伤或完全断裂。关节扭伤多见于踝关节、膝关节、腕关节等,以踝关节扭伤最常见。关节扭伤后表现为疼痛、肿胀、皮下瘀斑、活动关节疼痛加重。处理原则和挫伤一样,即受伤 24 小时内冷敷包扎,24 小时后才能按摩、热敷、理疗等。同时抬高患肢可促进血液回流,有利于伤情的转归。

（四）脱臼

脱臼即关节脱位，是指组成关节的各骨的关节面脱离了正常位置。幼儿多见于肩关节、肘关节、腕关节脱位，主要表现为关节疼痛、肿胀、变形、畸形等。关节脱位后，关节囊、韧带、关节软骨及肌肉等软组织也会损伤。另外，关节周围肿胀，可有血肿，若不及时复位，血肿机化，关节粘连，使关节功能不同程度地丧失。固定、制动是减轻脱臼部位疼痛、紧急处理的最佳办法，可用木板、硬纸板等将脱臼关节固定，限制其活动，并尽快送到医院进行复位治疗。

（五）骨折

幼儿骨折发生通常见于跌落、摔倒等，临床表现为局部肿胀、疼痛、功能障碍及畸形等。

骨折的急救原则是"固定"，即限制伤肢再活动，避免断骨再刺伤周围组织，减轻疼痛，防止伤情加重。另外，在骨折固定之前，应先检查全身情况，确认是否有其他伤口，若有开放性出血，应首先进行止血包扎处理。

1. 四肢骨折

使用夹板（木板或其他替代品）将伤肢固定，注意夹板的长度必须超过伤处的上、下两个关节，宽度应与伤肢宽度一致。固定之前应先在伤肢上垫纱布或者棉花等衬垫，用绷带、三角巾或者纱布条将夹板固定在伤肢上，固定时应将伤肢的上、下两个关节都固定住，先固定伤肢远端，后固定近端，最后可进行中间加固，注意松紧以能够插入一指为宜。上肢骨折夹板固定后可用三角巾或者纱布条将伤肢屈肘90°，悬吊于胸前。固定结束后，均要注意露出伤肢末端、手指或脚趾，以便观察肢体的血液循环情况。

2. 肋骨骨折

幼儿出现肋骨骨折，未伤及肺，伤者不觉呼吸困难，可用三角巾、宽布带或胸部固定带将断骨进行环胸固定，为减轻患者疼痛感，可让伤者深呼吸后再固定，以减少呼吸运动的幅度，从而减轻痛苦。若伤者伤及肺部，会导致呼吸急促，甚至呼吸困难，肋骨多处骨折者，可出现"三凹征"，伤势比较严重，不宜现场做固定，应迅速送往医院。

3. 脊柱骨折

幼儿脊柱骨折多由间接外力引起，如高处跌落时臀部或足着地、冲击性外力向上传至胸腰段发生骨折；少数由直接外力引起，如车祸伤等。伤情严重者可致瘫，甚至危及生命。脊柱骨折的现场急救处理依然是"固定"，首先不能随意移动患者，应检查整个脊柱，确定受伤部位，若为单纯颈椎损伤，可在颈下垫一个小软枕以保持颈椎的生理屈曲度，再在头的两侧各垫一个小软枕，然后将其头部固定在担架上，送医治疗。若可能伤及胸腰部，应严禁弯腰、走动，也不得搀扶、抱持伤者使其腰部弯曲，避免造成断骨刺伤脊髓、神经及周围组织等"二次伤害"。搬运时应采用滚动法或平托法，由数名救护者动作一致地托住伤者的肩胛、腰部和臀部，将伤者"滚"到木板上。伤者平卧，用宽布带将其身体固定在木板上。在运送就医过程中，也要尽量平稳。

（六）幼儿异物入体

1. 呼吸道异物

幼儿口含食物或小物品,在哭闹、嬉笑时易发生异物入呼吸道,出现梗塞现象。幼儿呼吸道有异物时,其临床表现为呛咳、吸气性呼吸困难、憋气、面色发绀等,此时情况紧急,应用海姆立克急救法立即处理。

（1）幼儿清醒状态:

①操作者立即采取坐位或者单膝下跪体位,把一只手放在幼儿背部以支撑他的头和颈部,另一只手用拇指和其他手指托住其下巴,将前臂平放在幼儿腹部。

②把幼儿旋转,脸部朝下,头低于躯干,用前臂支持幼儿的腹部,将其贴在大腿上。

③用另一只手的掌根部在幼儿后背两肩胛骨连线的中点快速击打5次。

④如果异物未出,则将幼儿再次翻转,脸朝上,将前臂置于大腿上支撑背部,头低于躯干,将另一只手的食指和中指并拢放在小儿胸骨中下段1/3处迅速按压5次,重复以上操作,直至异物排出。注意婴儿每次胸外压迫深度为2~3 cm,幼儿可用单手掌根部进行胸部按压,每次压迫深度为3~4 cm。

⑤较大儿童,或者经以上方法反复抢救无效者,可跪或站在儿童身后,用胳膊围住其腰部,一手握拳,虎口朝里置于其肚脐上两横指处,另一只手包裹放在拳头上,迅速向里、向上推压儿童腹部。动作要相对轻柔,重复上述动作,直到异物被排出。

⑥如果仍不能使异物排出,则采用不清醒状态下的气管异物急救抢救方法。

（2）幼儿意识不清或呼吸停止状态:

①用一只手的拇指按压下唇包裹在下牙床上,其他四指放于下颌打开口腔,抬高下巴,观察幼儿喉咙后部是否有异物堵塞,如果有,则用另一只手的一根指头沿幼儿两颊部的一侧伸入,到达舌根部,将异物掏出来。

②人工呼吸。运用仰头抬颏法,开放幼儿呼吸道,对于较小的婴儿,施救者可用嘴唇完全衔住婴儿的鼻和嘴进行人工呼吸。对于较大的幼儿或者儿童,用一只手把小儿鼻腔捏住,只用嘴对嘴吹气进行人工呼吸,即深吸一口气,吹气一次,换气,再吹气一次,共吹气两次,每次约一秒半。注意:有效的人工呼吸要看到胸廓起伏,同时避免过度通气。

③如果人工呼吸未见幼儿胸廓抬举,需重新开始击打后背及做胸部按压,可持续重复这一过程,直至异物咳出。倘若一直急救不成功,应坚持救援,直到救援人员赶到或已到达医院为止。

④如果不能吹气入肺部,则应重新检查呼吸道,使呼吸道畅通后再进行人工呼吸,直至救治成功或医务人员到达现场。

2. 消化道异物

婴幼儿从早期的口唇期到幼儿期,好奇、多动,却认知能力有限,总喜欢把手里抓到的东西往嘴里塞,易引起误食。这些被误食的物品常见的有弹珠、硬币、不卫生食品、药品、化妆品等等。这些误入食道的物品除了产生机械损伤,还有物品本身的毒副作用,影响孩子的生长发育,故而应做紧急处理。

（1）硬币、石头、弹珠、木制品等无法消化的东西会随着大便在1~2天内排出,应注意观察近期大便情况,如未排出,应及时送医院检查。

（2）如果是误食了肥皂、蜡笔、化妆品等物品,首先让幼儿吐出来,如未能吐干净,可采用食指压住舌根部催吐的方式,促使幼儿通过呕吐排出误食物品。

（3）若误食了药品等物,要立即催吐、洗胃,以尽量减少对有毒物质的吸收。也可根据毒物的性质,摄入中和其毒性的药品。若吃进毒物时间过长,幼儿意识状态良好,可根据幼儿情况采用导泻的方法,加快毒物排泄。

（4）注意:幼儿吞下尖硬的物品,如纽扣、电池等物品时,不能强行催吐,避免损伤幼儿的消化道。误食了挥发性物质,如洁厕灵、消毒剂等也不能强行催吐,避免将呕吐物呛入气管中引起严重的吸入性肺炎,甚至窒息,应立即送医院治疗。

（5）在急救的同时,要收集封存患儿吃剩的东西、第一次的呕吐物等,一起送医检验,以便为解毒、治疗提供依据。

3. 眼、耳、鼻异物

婴幼儿由于好奇,在玩耍时会将豆子、小果核、小石头、花生米等小东西塞进耳朵、鼻子;眼睛里也会进入灰尘、沙子、蚊虫等异物,如果发现要立即正确处理。

（1）眼睛异物:表现为疼痛、流泪、畏光、结膜充血。

①如果是灰尘、沙子或小蚊虫进入眼睛里,可用手指按压眼角外侧泪腺部,刺激流泪,同时按压下侧内眼角,堵塞泪道,用眼泪将异物冲出来。

②可以用清水冲洗眼睛,或者去就近医院进行结膜囊冲洗,冲走异物。

③不要用棉签或手指去擦眼睛,这样可能会损伤眼睛角膜。

④如果是药品和消毒剂等误入眼睛,应立即用水冲洗眼睛15分钟以上,然后去眼科医院就诊。

（2）耳朵异物:表现为无故哭闹、抓外耳道、疼痛、发胀,日久后耳道感染疼痛加剧、流脓、听力下降等。

①如果有虫子进入耳朵,可以用手电筒照射外耳道,诱导其出来。如未出来,可以往耳中滴入4~5滴植物油或橄榄油将虫子溺毙,然后耳口朝下,虫子会随液体流出,若未出来,需至医院就诊。

②其他异物误入耳朵时,首先可将头偏向一侧,单脚跳跃,促使异物排出,或者可用小镊子将异物夹取出来。如果异物入耳较深,或者以上方法无效时,应立即就医。

（3）鼻腔异物:表现为痒感、疼痛、发胀、流涕等,继发感染会出现全身症状,如头晕、乏力、流脓涕、发热等。

①如果是昆虫入鼻孔,可用手电筒照射鼻孔,诱导其自行爬出,或者用小镊子将其夹出。不可伸手指进去掏,这样只会越掏越深,加大取物难度。

②擤鼻。手指压住另一侧鼻孔,用力将异物擤出。

③打喷嚏。用纸捻刺激婴幼儿鼻孔,让其打喷嚏,将异物喷出。

④如果异物进入了鼻孔深处,可以用镊子小心夹出。若无法夹出,应到医院诊治。

(七)婴幼儿心肺复苏术

婴幼儿溺水、触电、窒息等意外伤害发生后均可能引起心跳、呼吸停止,要立即使用心肺复苏术来维持婴幼儿的体循环,使心脏重新跳动,现场急救处理如下。

(1)确保环境安全。评估现场环境,若不安全,应将婴幼儿转移至安全地点。

(2)使婴幼儿平卧于硬板或硬地面上。

(3)判断意识、脉搏、呼吸。操作者双手轻拍婴幼儿双肩,在其双耳旁重喊,以判断意识;左手置于婴幼儿额部开放呼吸道,右手食指和中指触摸颈动脉判断有无大动脉搏动,同时将耳朵靠近口唇部,听是否有呼吸音,眼睛看胸廓是否有起伏,判断有无呼吸,判断时间为5~10秒。

(4)胸外按压。若婴幼儿无意识、无脉搏、无呼吸,应立刻解开其衣领,松开腰带,露出胸廓,定位胸骨中下段1/3处进行胸外按压。对新生儿,用双手握住其胸,用两拇指按压两乳头连线的中点,或使用食指和中指两指按压法,使胸骨下陷深度为胸廓前后径的1/3~1/2,约1 cm,然后放松胸廓自然还原,每分钟按压120次左右。对3岁及以下小儿,右手用手掌根部按压胸骨中下1/3处,使胸骨下陷深度在2 cm左右,每分钟按压100次左右。对于3岁以上学龄前儿童,用右手手掌根部按压胸骨中下1/3处,使胸骨下陷深度为3~4 cm,每分钟按压100次左右。

注意:在进行胸外心脏按压时,要垂直向下用力,深度不可过深,每次按压需充分回弹后再继续按压,以免伤及肋骨。

(5)清理呼吸道。将婴幼儿头偏向一侧,打开口腔,清除口鼻异物或分泌物。

(6)开放气道。使用仰头抬颏法,用左手小鱼际及掌侧按压婴幼儿额部,右手食指和中指托起下颌,使头往后仰。由于婴幼儿脊柱生理弯曲未完全形成,开放气道时耳垂与地面呈30°~60°角即可,成人则需呈90°。

注意:由于婴幼儿气管缺乏坚固的软骨支持,故开放婴幼儿呼吸道时,不能用力过大而使头部过度后仰,以免气管受压,反而影响气道通畅。

(7)人工呼吸。对婴幼儿进行人工呼吸,需用嘴包裹婴幼儿的口鼻往里吹气1~2秒,注意不要过度通气,吹气时眼睛斜视婴幼儿胸廓,胸廓正常抬举才能保证有效通气,待其胸廓自然下降后再继续吹气。人工呼吸的频率为每胸外按压30次,人工呼吸2次。对较大的小儿,抢救者深吸一口气,吹气时捏住婴幼儿的鼻孔,用口对口的形式,眼睛斜视婴幼儿胸廓,向里吹气。吹完一口气,嘴离开,放松婴幼儿鼻孔,待其胸廓自然下降后再继续吹气,重复两次。

(8)心肺复苏术为胸外按压30次,人工呼吸2次,重复5个循环为一个周期,一个周期结束后,需再次判断。复苏有效的指征:一听,听呼吸音恢复;二看,看胸廓起伏,面色、口唇、甲床转红润,瞳孔对光反射缩小;三感觉,感觉颈动脉搏动恢复。检查时间不少于10秒。

(9)颈动脉及自主呼吸恢复,复苏抢救成功,穿好衣物,摆好体位,进行下一步生命支持。如未恢复,继续上述操作,直至有条件进行高级生命支持。

（八）触电

触电是一种严重的意外伤害,多表现为电击性休克和电击伤,严重的会危及生命或造成残疾。一旦发现婴幼儿触电,应立即采取急救措施。

（1）立即切断电源,拉下电闸或拔掉插销。

（2）若一时无法将电源切断,不可徒手接触婴幼儿,可用不导电的物品,如木制品、毯子、塑料等绝缘物品等将婴幼儿尽快与电线分开。

（3）将婴幼儿转移至安全的地方,立即判断其意识、脉搏、呼吸,如果无意识、无脉搏、无呼吸,需立即施以心肺复苏术;如果有心跳,无呼吸,需立即进行口对口人工呼吸。救治过程持续到救治成功,或专业人员到场接手为止。

（4）因电击而造成皮肤灼伤,可用湿毛巾冷敷减轻疼痛,后可做简单消毒包扎。如有水疱,注意保护,避免引起继发感染。

（5）紧急处理后要尽快送医。

（九）溺水

婴幼儿溺水常发生在夏秋季。婴幼儿溺水缺氧,会使其面色苍白、全身水肿、昏迷、抽搐、烦躁不安、视觉障碍等,严重危及婴幼儿生命。婴幼儿溺水后,要及时采取正确的急救措施。

（1）立即将婴幼儿救出水面。

（2）用手将婴幼儿口腔撬开,迅速清除口鼻内的分泌物和污物。

（3）控水。抢救者取半跪姿势,将溺水儿匍匐在抢救者的膝盖上,使其头部下垂,按压其腹、背部,将其口、咽及气管内的水控出。

（4）立即行心肺复苏术。检查溺水儿意识、脉搏、呼吸情况。如无意识、无心跳、无呼吸,应就地快速施行胸外心脏按压和口对口人工呼吸,尽快帮助溺水儿恢复血液循环,避免其脑部因过度缺氧而造成不可逆的损害。有心跳、无呼吸者,可做口对口人工呼吸。尽量在送医过程中同时开展心肺复苏术,为抢救成功赢取时间。

（十）小儿高热惊厥

高热惊厥是婴幼儿常见急症之一,多见于6个月~3岁的婴幼儿,惊厥持续几秒钟到几分钟。婴幼儿高热惊厥发病率较高,因此在送医的同时,还应进行现场急救。

（1）家长首先要保持镇静,应迅速观察婴幼儿的情况。

小儿惊厥发生时通常意识丧失,头向后仰,两眼球凝视、上翻或斜视,口吐白沫,面部和四肢的肌肉强直性和阵挛性抽动,大小便失禁,发作时间为数秒至数分钟。家长应同时注意环境安全,惊厥发生时,应及时移除周围危险物品,切忌用力按压婴幼儿,避免出现骨折等情况。

（2）保持呼吸道通畅。

解开衣扣、衣领、裤带,保证婴幼儿呼吸道通畅,可用裹布的筷子或小木片塞在患儿的上下牙之间,以免其咬伤舌头,也可用纱布牵拉舌头,预防舌根后坠堵塞呼吸道,从而保障通气。另外,惊厥发生时,可用手指掐人中穴(人中穴位于鼻唇沟上1/3与2/3交界处），注意将患儿头偏向一侧，不能喂水、进食，以免误入气管发生窒息，或引起吸入性肺炎。

（3）惊厥结束后，将患儿抱到床上，使之平卧，采用物理方法降温。物理降温的方法有温水拭浴、酒精拭浴、冰袋等等。

注意：婴幼儿一般不采用酒精拭浴，因为婴幼儿皮下毛细血管丰富，且皮层较薄，在拭浴后血管都是张开的，容易吸收皮肤表面的酒精，加之婴幼儿肝脏酒精代谢功能发育未完善，易造成其酒精中毒。

（4）当体温在 38 ℃ 以下时，一般不需特殊处理，不可盲目使用退热药，退热药应在医生指导下服用。

（5）体温下降至正常水平后可撤除降温措施，注意每 4 小时监测一次体温，体温正常 3 天后可缩减至每天监测两次。

（6）做好基础护理，及时补充水分，更换衣物，保持身体清洁干燥和舒适。

（十一）中暑

婴幼儿中暑是指其长期处于高温高湿环境中而引起的身体体温调节功能障碍，轻症主要表现为口渴、乏力、出汗、头晕、注意力难以集中等，体温正常或者略微升高（通常不高于 38 ℃）。继而持续加重，伴有面色潮红、苍白、烦躁不安等症状，体温可有轻度升高，可能高于 38 ℃。重症中暑可分为热痉挛、热衰竭和热射病。严重者可危及生命，应快速就医。

急救处理：应立即采取降温措施。第一，立即使幼儿脱离高温环境，转移到阴凉通风处，如温度为 22~24 ℃ 的室内、树荫下等。第二，让婴幼儿仰卧，维持呼吸道通畅，解开衣扣，脱去或松开衣服，用温水拭浴进行全身降温。

注意：中暑婴幼儿应及时补充水分，切记每次饮水量以不超过 300 mL 为宜；病情较重者，须遵医嘱静脉输注生理盐水以迅速恢复正常血容量，保证体循环，预防低血容量性休克的发生。

（十二）烧烫伤

1. 液体烫伤的现场处理

首先要用冷水冲走热的液体，局部降温 10 分钟，并用毛巾冷敷。

注意：在使用水龙头冲冷水降温的过程中，不要直接作用于伤口，避免水压过大加重伤情，应冲伤口邻近部位，使液体轻柔流动作用于伤口，以达到降温的目的。

2. 火烧伤的现场处理

婴幼儿被火烧伤后首先要远离火源，避免二次烧伤或者吸入烟雾引起呼吸道灼伤或者窒息等。倘若婴幼儿衣物着火，应用灭火毯、衣服、抹布等覆盖隔绝氧气灭火。之后及时检查伤情，如果没有皮肤破损，立即用大量流动的自来水冲洗伤处降温，以减轻受伤程度和疼痛感；如果有皮肤破损，需在用干净毛巾覆盖冷敷的同时紧急就医。

注意：接触烧烫伤皮肤时，因为烫伤皮肤较脆弱，切忌用手揉搓，避免加重伤情或继发感染。若衣服黏在身上，千万不要直接脱去衣服造成患处皮肤损伤，可用剪刀剪除衣物,或者去医院做进一步处理。

3.烧烫伤后续处理

无论是火烧伤,还是液体烫伤,如仅是皮肤红肿、疼痛,没有水疱,表明没有伤及真皮层,如果烧烫伤部位出现水疱、皮肤破损等,表明已伤及真皮或皮下组织,不要弄破水疱,并尽快送医。烧烫伤在临床上分为三度。

一度烧烫伤	表皮损伤,局部皮肤红肿热痛,可涂抹烫伤膏或清凉油等,一般3~5天即可痊愈,不留疤痕
二度烧烫伤	真皮损伤,局部出现水疱,有剧痛,疱破形成糜烂、结痂,易发生感染,一般3~4周愈合,形成疤痕,愈后留有色素沉着
三度烧烫伤	损伤深度达皮肤全层或伤及皮下组织,甚至深达肌肉、骨骼,皮色苍白或形成焦痂,无痛感,2周后焦痂脱落形成肉芽创面,愈合后形成萎缩性疤痕

(十三)冻伤

婴幼儿冻伤是指在低温环境下,冷作用于机体引起的局部,甚至全身的冷损伤。多为轻度,多发生在手、足、鼻、耳、面颊、下巴等部位,仅伤及皮肤表层,表现为血管充血,可见红色血栓形成,继之血管内膜增生,管腔变窄,从而出现局部红肿、灼痛、麻木、刺痛等症状,部分会出现水疱,水疱易破溃,可继发感染化脓。

治疗原则是迅速脱离寒冷环境,防止继续受冻,并抓紧时间尽快复温,之后可以局部涂敷冻伤膏。复温方法:可将冻肢浸泡于40℃左右的温水中,待甲床、皮肤转红润即可;耳、鼻、面颊冻伤可湿敷温毛巾进行复温。

注意:重度冻伤者,局部皮肤肿胀、有水疱,呈紫黑色,处理时要注意保暖,不要用开水烫,不要用火烤,不要弄破水疱,应尽快送医院处理。

(十四)动物咬伤

婴幼儿由于体温较高,易出汗,加之皮肤较薄,容易吸引蚊虫叮咬。同时婴幼儿也存在被猫抓伤、狗咬伤等危害,这些危害可引起婴幼儿皮肤不适、破损、疼痛,甚至可能引起中毒、感染等危害,应及时处理以减轻患儿疼痛和并发症。

1.蚊虫叮咬

夏季或潮湿地区蚊虫多见,婴幼儿皮肤娇嫩又无驱赶蚊虫能力,常被叮咬颜面部、颈部、四肢等暴露部位。被蚊虫等叮咬后出现局部发红、肿胀、疼痛的症状,持续几小时甚至数日。有的婴幼儿被毒蜂蜇伤,会产生强烈的过敏反应,引起呼吸困难、休克等危急症状,现场紧急处理措施如下所述。

(1)首先应将婴幼儿转移至安全环境。如立即脱离蜂蜇环境,或蚊虫较多的环境。

(2)被蜜蜂、马蜂等蜇伤,要仔细检查是否有毒针残留在皮肤里,如有,要用镊子尽快将毒针取出,注意不要挤压毒腺囊,以免剩余的毒素进入体内。

(3)用流动的水充分冲洗伤口,排出毒液,蚊虫、蜜蜂的毒液呈酸性,伤口可涂弱碱性的液体,如肥皂水、5%浓度的小苏打水、3%浓度的氨水等均能减轻婴幼儿皮肤疼痛感。马蜂,也称黄蜂、野蜂,其毒液呈碱性,可在伤口涂抹弱酸性液体,如食醋。如有呼吸困难、过敏等症状,应立即送医院抢救。

(4)冷敷。用冷毛巾湿敷患处可减轻疼痛。如婴幼儿出现全身不适等反应,要立即送医治疗。

2. 猫狗抓伤、咬伤

猫狗抓伤、咬伤是婴幼儿动物咬伤最常见的类型之一。伤口可见于任何部位,婴幼儿多以头、面、颈部最常见。临床表现为局部发红、疼痛,受伤部位周围起疹子,淋巴结肿大、全身发热等症状。被猫狗抓伤、咬伤后,不论是否有感染狂犬病的危险,都要立即采取相应措施。

(1)被猫狗抓伤、咬伤后,应在立即用流动的水冲洗伤口的同时,从近心端向远心端挤压出血,以尽可能排除伤口残留的唾液,用双氧水冲洗效果更好。冲洗时间以至少30分钟为宜,冲洗后用75%浓度的酒精多次消毒伤口,并裸露伤口不包扎,迅速送医院诊治,遵医嘱是否做破伤风预防注射或者判断是否需要注射狂犬疫苗。

(2)被狗咬伤后,应询问犬只是否注射过狂犬病疫苗、是否在免疫期、是否为疯狗,如果不清楚要立即前往医院注射狂犬病疫苗,需要时可注射狂犬病被动免疫制剂(狂犬病人免疫球蛋白、抗狂犬病血清)。

(3)家里最好不要饲养猫、狗等宠物,也要提醒婴幼儿远离猫、狗,可以避免咬伤和很多传染病。

3. 蛇咬伤

无毒蛇咬伤主要造成局部损伤,如齿痕、局部出血、轻度疼痛等,一般无头晕、乏力、心悸、恶心等全身性反应,可做局部清创包扎,一般无不良后果。毒蛇咬伤在伤处会留一对较深的齿痕,蛇毒进入人体组织,并进入淋巴和血流,可引起严重的全身反应,必须急救治疗。无法判定是否为毒蛇咬伤时,按毒蛇咬伤急救。

毒蛇咬伤可持续局部麻木、知觉丧失、头昏、乏力等;重者出现吞咽困难、失语等;最后可出现呼吸困难、血压下降及休克等症状。如抢救不及时则最后会出现全身多器官功能衰竭,重则危及生命。现场紧急处理措施如下所述。

(1)脱离危险环境。被蛇咬伤后,不要惊慌,应尽快离开蛇咬伤环境,若蛇咬住不放,可用木棍等工具,促使其离开。

(2)防止毒液扩散和吸收。保持冷静,避免走动,运动会促使毒液快速向全身扩散。应让患儿立即坐下或卧下,迅速用鞋带、布条等捆扎伤口的近心端,阻断毒液经静脉和淋巴回流入心脏。捆扎后每隔15~20分钟松解一次,每次1~2分钟,以免影响血液循环而造成组织坏死。

(3)迅速排出毒液。用流动的水边冲洗,边从近心端向远心端挤压伤口及周围皮肤,时间为20~30分钟,以排出和冲洗伤口处毒液。

(4)做好基础处理后,应及时将患儿就近送医治疗。

【知识解读】

常言道"三分治,七分养",对于学前儿童来说,由于年龄小,能力差,照护人员掌握病后护理及意外伤害处理显得更为重要。因此,本章内容为介绍每一项意外伤害的具体情况及处理方法,同时掌握最基本的急救术——心肺复苏术。

【职场链接】

幼儿园某班级发现了一名幼儿意外触电晕厥事例,请问你作为现场照护人员应如何处理?

本章小结

本章主要围绕婴幼儿安全基础知识、学前儿童疾病的常见意外伤害及常用护理技术等内容进行阐述。本章呈现出对知识点识记要求较高、内容多、范围广、考查综合的特点,建议通过梳理常见婴幼儿意外伤害发生的原因、临床表现和现场急救处理三个方面的规律进行学习。另外,婴幼儿心肺复苏术还应特别注意现场急救中时间的紧迫性,牢记急救"黄金4分钟",并尽快转送患儿至医院,从而提高抢救成功率。所有婴幼儿意外伤害的现场急救的学习,都应理实一体,从而提升婴幼儿意外伤害识别、判断及现场急救处理能力。

▲ 思考与练习

一、单项选择题

1. 下列选项中,居 0~5 岁婴幼儿死因第一位的是( )。

    A. 意外伤害   B. 癌症   C. 心脑血管疾病   D. 肺炎

2. 3 岁的朵朵在家玩耍时,不慎打破花瓶并割伤手指,手指上血液流出如流水,颜色较深,请问她受伤出血的部位可能是( )。

    A. 毛细血管   B. 静脉   C. 动脉   D. 结缔组织

3. 明明在幼儿园操场上奔跑时不慎跌倒,导致膝盖出现大面积擦伤,受伤皮肤表面混有大量泥沙,老师发现后应第一时间用( )进行伤口冲洗,之后再涂抹药水。

    A. 自来水   B. 矿泉水   C. 生理盐水   D. 温热水

4. 幼儿出现手部烫伤时,应首先进行的处理是( )。

    A. 脱掉贴身衣物   B. 涂抹药物   C. 擦干热水   D. 冷水冲洗

5. 进行 3 岁幼儿单人徒手心肺复苏时,心脏按压与人工呼吸的比例是( )。

    A. 1:1   B. 10:1   C. 30:2   D. 15:2

6. 幼儿在花园活动时,不慎被马蜂蜇伤,为中和毒素,减轻伤情,应当涂抹( )于患处。

    A. 肥皂水   B. 生理盐水   C. 食醋   D. 5%的小苏打水

7. 幼儿鼻中隔为易出血区,该处出血后正确的处理方法是( )。

    A. 鼻根部涂紫药水,然后安静休息   B. 让幼儿略低头,冷敷前额、鼻部

    C. 止血后半小时内不剧烈运动   D. 让儿童仰卧休息

8. 被黄蜂蜇伤后,正确的处理方法是( )。

    A. 涂肥皂水   B. 用温水冲洗

    C. 涂食用醋   D. 冷敷

9. 幼儿在户外活动中扭伤,出现充血、肿胀和疼痛的情况。教师应对幼儿采取的措施是( )。

    A. 停止活动,冷敷扭伤处   B. 停止活动,热敷扭伤处

    C. 按摩扭伤处,继续活动   D. 清洁扭伤处,继续活动

10. 眼睛受到外伤出血,有部分眼内组织脱出时,下列措施中正确的是( )。

    A. 用清水冲洗干净后去医院

    B. 将眼内组织送回眼眶后去医院

    C. 不可轻举妄动,用干净毛巾覆盖后去医院

    D. 用清水冲洗干净并将眼内组织送回眼眶后去医院

11. 军军的脚扭伤了,首先要对患处进行的处理是( )。

    A. 药敷   B. 热敷

    C. 冷敷   D. 揉搓

12. 小明在幼儿园吃午饭时不小心使鱼刺卡在了咽部,教师采取的正确处理方式是( )。

    A. 吞咽饭团   B. 喝醋

    C. 及时就医   D. 自然咳出

13. 中午进餐时,欣欣不小心被热汤烫了手,教师首先应对欣欣烫伤的手进行处理的方式是( )。

    A. 肥皂水冲洗   B. 冷水冲洗

    C. 擦药   D. 擦拭

14. 在设立班级小药箱应采取的安全措施中,不正确的一项是( )。

    A. 收到幼儿药品后,应及时将幼儿名片贴在上面,以免忘记和混淆

    B. 药品的用法必须由家长告知,并做好记录

    C. 禁止幼儿自带药品入园,如发现要与家长联系确认,未经确认,不准幼儿服用

    D. 小药箱要放在幼儿容易够得着的地方

15. 异物入眼的正确处理方法是( )。

①用力眨眼,利用泪水将异物带出;②用手或手帕搓揉去掉异物;③用温水或蒸馏水冲洗眼睛;④翻开眼睑找到异物后,用干净的棉签或纱布擦去

    A. ①②③   B. ②③④

    C. ①③④   D. ①②④

16. 以下预防意外事故发生的措施中,不正确的是( )。

    A. 要求幼儿正确使用剪刀   B. 保持卫生间地面干燥

    C. 入寝前检查幼儿口袋和床铺   D. 减少幼儿外出活动

17. 以下急救措施中,不正确的是( )。

  A.动脉出血时,用手指或手掌压住出血部位的上端

  B.骨折处有伤口出血时,应先固定,再止血和清创伤口

  C.开放性骨折时,不要将外露断骨推入伤口

  D.伤骨固定时,应露出手指或脚趾,以观察血液循环情况

18.幼儿出现剧烈呛咳,伴有呼吸困难,面部酱紫,这种情况是(　　　)。

  A.急性肠胃炎　　　　　　　　　　B.异物入气管

  C.急性喉炎　　　　　　　　　　　D.支气管炎

19.对幼儿园中有腐蚀性、有毒、易燃、易爆的物品,应由(　　　)保管。

  A.园长　　　　　　　　　　　　　B.专人

  C.保育员　　　　　　　　　　　　D.教师

20.2016版《幼儿园工作规程》指出,幼儿园应当严格执行国家有关(　　　)安全的法律法规,保障饮食饮水卫生安全。

  A.食品药品　　　　　　　　　　　B.食品

  C.药品　　　　　　　　　　　　　D.餐饮

21.诚诚不小心摔了一跤,手掌撑在一块石头上导致掌心血流不止,针对此种情形,老师应该采取(　　　)进行应急处理。

  A.一般止血法　　　　　　　　　　B.指压止血法

  C.加压包扎法　　　　　　　　　　D.止血带止血法

二、多项选择题

1.学前儿童意外伤害的特点包括(　　　)。

  A.突然性　　　　　　　　　　　　B.意外性

  C.伤害的非病理性　　　　　　　　D.规律

  E.致命性

2.学前儿童意外伤害急救处理的总体要求有(　　　)。

  A.保证营养供给　　　　　　　　　B.抢救生命

  C.减少痛苦　　　　　　　　　　　D.预防并发症(或后遗症)

  E.第一时间送医治疗

3.儿童劣质玩具的伤害一般包括(　　　)。

  A.物理性伤害　　　　　　　　　　B.化学性伤害

  C.精神行为伤害　　　　　　　　　D.亲人伤害

  E.同伴伤害

4.意外伤害可能引起不同程度的出血,而出血的种类包括(　　　)。

  A.动脉出血　　　　　　　　　　　B.静脉出血

  C.毛细血管出血　　　　　　　　　D.皮下出血

  E.内出血

5.常见的止血方法有(　　　)。

  A.自然止血法　　　　　　　　　　B.药物注射法

C. 止血带法　　　　　　　　　　　　D. 指压止血法

E. 加压包扎法

6. 出现气管异物时,可以考虑采用的急救方法有(　　　)。

A. 胸外心脏按压法　　　　　　　　　B. 背部叩击法

C. 立位腹部冲击法　　　　　　　　　D. 仰卧位腹部冲击法

E. 口对口(鼻)吹气法

7. 引起婴幼儿鼻出血常见的原因有(　　　)。

A. 花粉过敏　　　　　　　　　　　　B. 部分疾病(例如白血病)

C. 婴幼儿鼻部有易出血区　　　　　　D. 鼻部受到击打等外伤

E. 鼻黏膜过于干燥

8. 被动物叮(咬、蜇)伤后,可以迅速用肥皂水、氨水等冲洗伤口的有(　　　)。

A. 猫咬伤　　　　　　　　　　　　　B. 蜜蜂蜇伤

C. 蜈蚣咬伤　　　　　　　　　　　　D. 狗咬伤

E. 马蜂蜇伤

9. 下列属于轻微外伤的有(　　　)。

A. 高空坠落　　　B. 擦伤　　　C. 扭伤　　　D. 刺伤　　　E. 触电

三、判断题

1. 幼儿园应不定期进行火灾、地震等自然灾害的逃生演习。　　　　　(　　)

2. 幼儿被鱼刺卡喉,应教其大口地吞咽食物,以将鱼刺咽下。　　　　(　　)

3. 幼儿被蜜蜂蜇伤时,可在伤口处涂抹淡碱水。　　　　　　　　　(　　)

4. 挫伤、扭伤的急救措施是先热敷患处,24 小时后再冷敷患处。　　　(　　)

5. 幼儿园应严格执行国家有关食品药品安全的法律法规,保障饮食饮水卫生安全。

(　　)

6. 幼儿缺乏安全常识,自我保护能力差。因此,安全就成了幼儿园园舍建筑必须首先考虑的原则。　　　　　　　　　　　　　　　　　　　　　　　　　(　　)

7. 毗邻医院的幼儿园可与医院挂钩,开设医务室,不配医生,也可以不在各班配小药箱。　　　　　　　　　　　　　　　　　　　　　　　　　　　　　(　　)

四、简答题

简述幼儿中暑的急救措施。

五、案例分析题

某幼儿园在上课期间,某小朋友突然头向后仰,倒地不起,眼球上翻,口吐白沫,四肢肌肉阵挛性抽动。已知该小朋友无癫痫病史,近期有咳嗽现象,经测温显示为 39.5 ℃。如果你是现场的保育老师,应当怎么做?

第七章

托幼机构的卫生保健

■ 学习目标

●了解托幼机构生活与卫生保健制度的意义和依据。

●了解托幼机构环境的构成及创设要求。

●熟悉并掌握托幼机构一日活动各环节的卫生要求,能够科学合理地安排托幼机构一日生活的各项活动。

●掌握托幼机构卫生保健制度的各项内容,能运用相关知识分析、评价幼儿园卫生保健制度的执行情况,调整班级卫生保健计划。

本章导学(含考纲要点简要说明)

本章节知识理论部分主要以单项选择题、多项选择题及案例分析题的形式考查对内容的掌握情况,实践部分则融合于"1+X"证书课程、育婴员和保育员证书课程,以及幼儿园保教技能大赛中综合考查。

本章思维导图

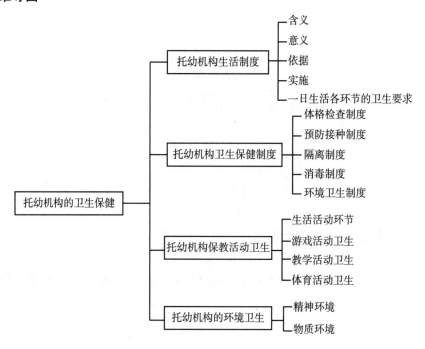

托幼机构的卫生保健
- 托幼机构生活制度
  - 含义
  - 意义
  - 依据
  - 实施
  - 一日生活各环节的卫生要求
- 托幼机构卫生保健制度
  - 体格检查制度
  - 预防接种制度
  - 隔离制度
  - 消毒制度
  - 环境卫生制度
- 托幼机构保教活动卫生
  - 生活活动环节
  - 游戏活动卫生
  - 教学活动卫生
  - 体育活动卫生
- 托幼机构的环境卫生
  - 精神环境
  - 物质环境

知识要点

一、托幼机构生活制度

（一）托幼机构生活制度的含义

托幼机构生活制度是指根据学前儿童身心发展的特点,对其在托幼机构内的主要活动,如入园、进餐、睡眠、游戏、户外活动、教育活动、离园等每个环节在时间、顺序、次数、内容以及间隔等方面的规定,并合理地固定下来,形成一种制度。

（二）托幼机构生活制度的意义

1. 有利于学前儿童的生长发育

①保证学前儿童神经系统的正常发育。

②促进学前儿童消化系统的发育。

2. 有利于培养学前儿童良好的生活习惯

3. 有利于保教人员做好相关工作

（三）托幼机构生活制度的依据

托幼机构生活制度制订的依据如下所述。

①学前儿童年龄特点。

②学前儿童生理活动特点。

③地域特点及季节变化。

④家长的需要。

（四）托幼机构生活制度的实施

1. 严格执行

2. 保教结合

3. 区别对待

4. 家园同步

（五）托幼机构一日生活各环节的卫生要求

一日生活环节	卫生要求
入园	①主动向老师、同学问好 ②进入活动室后,把外套与随身物品整齐地放在固定的地方 ③按老师要求进行晨间活动
盥洗	①卷好衣袖,选择好水龙头,不拥挤,讲文明,有秩序 ②按顺序洗净手心、手背、手指、手腕,然后取自己的毛巾,按眼、面、嘴、耳、脖、鼻的顺序洗脸 ③不要把水弄到地上,保持地面干净 ④盥洗完将毛巾挂到固定的位置,如天冷可抹点护肤品
进餐	①餐前:不做剧烈活动,将椅子搬到餐桌前,有秩序地进入盥洗室洗净手、脸,安静入座 ②进餐:正确使用餐具,姿势正确,按量进食,不挑食,不剩饭菜,吃饭不发出太大响声,做到细嚼慢咽,不掉饭粒和菜屑,不随便离开座位 ③餐后:收拾好自己的餐具,放在指定的容器内,用饮用水漱口,用餐巾擦干净嘴和手,并将餐巾放好
如厕	①做到及时如厕,不憋屎尿,逐渐养成定时大小便的习惯 ②入卫生间后才将裤子脱至大腿处,将大小便排入坑内,学会正确使用手纸,穿好裤子后才离开蹲位 ③便后洗手
喝水	①会使用自己的杯子喝水,剧烈运动后不立即喝水,不大量喝水 ②不端着杯子到处跑,不将水洒在地上,不玩饮用水 ③喝完水立即将杯子放回原处
午睡	①安静进寝室并到自己的床位前,铺好被子 ②按顺序脱衣服、鞋、裤子,并将其整齐地放在固定的地方 ③保持正确的仰、侧卧睡姿,不蒙头,不交头接耳,安静入睡 ④起床时,先掀开被子下床,然后按顺序穿裤子、鞋子、衣服,整理好床铺

续表

一日生活环节	卫生要求
集体活动	①听到信号,迅速安静入座,保持正确的坐姿 ②注意力集中,按老师的要求进行教学活动;发言前先举手,得到允许后起立发言,并保持正确的姿势;认真倾听同伴的发言;不随意离开自己的座位 ③教学活动结束后,及时收拾好自己的学习用品和椅子
区域活动	①自主选择活动内容,专心活动,不频繁更换活动内容 ②与同伴友好合作,不争抢、独占玩具或材料,爱惜玩具和材料,随时收拾散落的玩具和材料 ③活动结束后,能分类整理玩具和材料,并放回原处
体育锻炼	①锻炼前,适当减少衣装,检查并系好鞋带,拿好体育锻炼的器械 ②集合迅速、整齐,认真听清要求,仔细看老师的示范动作 ③锻炼时,精神饱满,情绪愉快,动作准确;做操时要求动作整齐、到位、有力 ④锻炼后,稍事休息再喝水,适当增加衣物
户外活动	①遵守活动前交代的规则,注意安全,活动时不离开集体,有自我保护意识 ②友爱同伴,不损坏花草树木,爱护公共财物 ③能感知冷热,及时增减衣物 ④户外活动后,及时洗去脏污,擦干汗渍,整理衣着,饮用适量白开水
离园	①做好个人卫生,要求手脸干净,衣着整洁 ②如老师需与家长交谈,不要随意打断他们的谈话,应安静玩耍等待 ③离园前收拾好玩具和其他物品,将要带回家的东西整理好,不要将幼儿园的东西带回家 ④主动与老师、同伴道别,与家长一道离开幼儿园

"三浴"拓展

"三浴"是指阳光浴、水浴和空气浴,"三浴"可以在人们生活中时常接触到。

阳光浴:日光能引起生物细胞组织内许多复杂的物理、化学变化。合理地利用日光,可以促进身体细胞组织的新陈代谢。刺激神经系统的活动,增进肌肉和骨骼的发育,促进血液循环和呼吸消化等机能的提高。

水浴:水浴即洗澡。中国传统民俗中在腊月二十七、腊月二十八要集中沐浴、洗衣,以除去一年的晦气,准备迎接来年的新春,民间有"二十七洗疢疾,二十八洗邋遢"的谚语,也称为"洗福禄"。在某一些地方,洗浴风俗是在除夕这一天进行的。在这一天下午洗澡、换新衣,代表着除旧迎新。

空气浴:空气浴是指让身体暴露在新鲜空气中以锻炼身体的一种方法。一般以早晨太阳初升时在森林或田野空旷处为佳,也可在就近公园或院子内进行,可结合散步、做操、打拳进行。空气浴能促进呼吸功能、血液循环、增强神经系统的功能,以及能提高抗寒能力,预防感冒。

二、托幼机构卫生保健制度

（一）体格检查制度

1. 儿童健康检查

入园（所）健康检查	三证（表）： ①儿童入园（所）健康检查表 ②0~6岁儿童保健手册 ③预防接种证
定期健康检查	①1~3岁儿童每年健康检查2次，每次间隔6个月；3岁以上儿童每年健康检查1次 ②离开园（所）3个月以上需重新按照入园（所）检查项目进行健康检查
晨午检及全日健康观察	①每日深入班级巡视2次 ②全日健康观察，内容包括饮食、睡眠、大小便、精神状况、情绪、行为等 ③入园晨检：一摸、二看、三问、四查

晨检视频

晨检

2. 工作人员健康检查

上岗前健康检查	取得托幼机构工作人员健康合格证
定期健康检查	每年进行1次健康检查

（二）预防接种制度

　　学前儿童入园前预防接种由家长负责，入园后由托幼机构配合卫生防疫部门共同完成。

（三）隔离制度

　　1. 对患者应立即隔离

　　2. 对可疑患者应临时隔离

　　3. 加强对疫源地的检疫

（四）消毒制度

消毒方法	内容
物理消毒	①机械消毒：利用事物的机械作用，如肥皂洗手、通风换气等方法，杀死和消除环境中的致病微生物，主要用于玩具、室内空气等的消毒 ②热力消毒：利用水或蒸汽的高温作用，将物品中的致病微生物杀灭，主要包括消毒柜、煮沸消毒、蒸汽消毒等。消毒柜和煮沸消毒主要用于各种耐热餐具、金属器械等物品的消毒，而蒸汽消毒主要用于毛巾、尿布、衣物、餐具等物品的消毒 ③日晒消毒：利用日光中紫外线的作用，通过持续的暴晒杀灭附着在物品表面上的致病微生物，主要用于衣服、被褥、图书、玩具等物品的消毒

续表

化学消毒	目前常用的有含氯消毒剂(如漂白粉、84消毒液等)、氧化消毒剂(如过氧乙酸)、碘类消毒剂(如碘附,又名碘伏)、醇类消毒剂(如乙醇)、季胺类消毒剂等

(五)环境卫生制度

1.室内卫生

应保持清洁整齐,每日湿式清扫。空气应保持流通新鲜,阳光充足。冬季每天至少开窗通风两次,每次10~15分钟。要有防蚊、防蝇、防暑和取暖设备。玩、教具等要定期消毒、检修、更新。垃圾污物要用带盖容器集中存放并及时清除。厕所要儿童专用,做到清洁、通风、无臭味,每天至少消毒一次,便器用后要立即倾倒,刷洗干净,并每日用消毒液浸泡。

2.室外卫生

要定期进行室外的清洁工作,做到地面整洁干净,活动场地不堆放杂物,垃圾箱加盖并远离活动场所。要随季节的变化有计划地做好园内的绿化。

【知识解读】

托幼机构卫生保健制度源于对幼儿园相关文件制度的学习,因此在掌握制度的基础上,才能胜任幼儿园教师这一工作岗位,做好各项管理。

【职场链接】

如果今天是你第一天在托幼机构上班,你该如何做好卫生保健工作?

【真题链接】

1.(单项选择题)儿童意外伤害发生的场所最常见的是在( )。

    A.公共场所   B.上学途中   C.学校

    D.家中   E.托儿所

2.(单项选择题)水浴是通过水温和水的机械作用对身体进行刺激达到锻炼的目的,水浴可分为( )。

    A.冷水浴、热水浴   B.冷水浴、温水浴   C.只有冷水浴可称为水浴

    D.只能是温水浴   E.没有明确界限

3.(单项选择题)每次测量身高要连续测量3次,用两个相近数字的平均值,记录到小数点后( )。

    A.第二位   B.第三位   C.第一位

    D.第四位   E.第五位

4.(多项选择题)指导幼儿便后清洁前应评估幼儿的( )。

    A.独立意识   B.如厕习惯   C.如厕意愿

    D.心理状态   E.以上都不对

5.(多项选择题)便后洗手步骤包括( )。

    A.挽起小袖子   B.打开水龙头   C.擦擦小肥皂

D. 搓搓小手　　　　　E. 以上都不对

参考答案:1. D　　2. B　　3. C　　4. ABCD　　5. ABCD

三、托幼机构保教活动卫生

托幼机构保教活动卫生	生活活动环节	进餐环节
		饮水环节
		盥洗环节
	游戏活动卫生	①提供适宜游戏材料 ②注意幼儿身体状况 ③注意幼儿需要 ④引导幼儿有序喝水、如厕
	教学活动卫生	①本班幼儿的年龄特点 ②本班幼儿的实际情况 ③适宜的教学目标 ④适宜的教学内容 ⑤适宜的教学环境 ⑥适宜的教学材料
	体育活动卫生	①掌握运动负荷 ②幼儿正确、安全地运动 ③留意不爱运动的幼儿 ④划分运动区域 ⑤留意幼儿运动状况,及时处理意外事件

拓展:"七步洗手法"

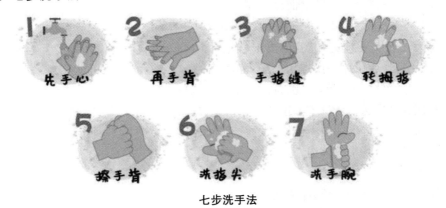

1. 先手心　　2. 再手背　　3. 手指缝　　4. 转拇指

5. 搓手背　　6. 洗指尖　　7. 洗手腕

七步洗手法

【职场链接】

　　某日早上,5岁的小明吃了一份糯米鸡外加一杯牛奶,就跟着妈妈去幼儿园了。中午吃饭时,老师说小朋友不能浪费食物,一定要小明把饭菜吃完。小明是个乖孩子,老师说什么就是什么,于是便大口大口地把饭吃完了。12:10时,老师就要求小朋友进入睡眠,可老师发现小明还在玩,还没有睡觉,便呵斥了几句。小明给老师说他睡不着,肚子还饱饱的,可老师却强迫他一定要睡午觉,说不然不会长高。在老师的严格要求下,小明趴在枕头上最终进入了睡眠。下午 2：30 时,大部分小朋友已经睡醒了,陆续回到教室上课,老师见小明还没醒,以为是迟睡的原因,因此并未叫醒他。20 分钟后,老师再过去叫小明,发现怎么叫他都没有反应,于是上前摸他的额头,才发现小明嘴唇发黑,嘴巴和鼻子都有黑色污物,已经停止了呼吸。随后两位老师合力把小明抬往医务室,不久又让司机开车送往医院,等送到医院抢救时,孩子已经抢救不回来了。

案例中老师由于自己的疏忽,加之对幼儿的个体差异了解得不够,终酿成了悲剧。那么我们在睡眠环节应该做些什么才能呵护幼儿的成长呢?

【真题链接】

1. 宝宝饮水需注意的事项中,以下错误的是( )。
   A. 不能饮水过多
   B. 饭前可大量饮水
   C. 注意水中所含的矿物元素
   D. 剧烈活动、劳动疲劳后不要饮水过快
   E. 生水、蒸锅水不能喝

2. 宝宝从奶瓶向杯子的过渡用具是( )。
   A. 奶瓶　　　B. 吸管杯　　　C. 鸭嘴杯　　　D. 敞口杯　　　E. 婴幼儿勺

3. 婴幼儿学习用杯子喝水时的体位是( )。
   A. 半卧位　　B. 仰卧位　　　C. 侧卧位　　　D. 俯卧位　　　E. 站位

4. 关于不同年龄段婴幼儿每天水分需求的说法,不正确的是( )。
   A. 0~6 月的宝宝,母乳喂养不需要喂水
   B. 0~6 月的宝宝,配方奶喂养,喝完奶后可喂水
   C. 6~12 月的宝宝,喂完辅食后可喂水
   D. 1~2 岁的宝宝,上、下午各 1 次,每次 50~100 mL
   E. 天气炎热、运动过后、空调房中、哭闹后可额外补充

5. 关于水在体内的作用的叙述不正确的是( )。
   A. 几乎身体中所有的功能,都需要水才能进行
   B. 把养分传送到全身各部位
   C. 携带废物排出体内不可或缺的营养素
   D. 帮助维持正常的体温
   E. 不需要水

6. 帮助和指导幼儿学习用杯喝水的方法,不正确的做法是( )。
   A. 吸引法　　B. 榜样法　　　C. 游戏法　　　D. 哄骗法　　　E. 表扬法

参考答案:1—6:BCBDED

四、托幼机构的环境卫生

(一)托幼机构的精神环境

创设健康的托幼机构精神环境,有益于学前儿童产生和形成社会所期望的健康行为

与生活方式。

①教师应尊重学前儿童、热爱学前儿童。

②满足幼儿的各种合理需要,体谅和容忍学前儿童的所作所为,甚至过失行为,与学前儿童共享成功的快乐。

③教师应当做到言传身教。

【能力拓展】

每个班级都有让教师头疼的孩子:"那个孩子真任性""他要是请假了真是谢天谢地了""真不知道他爸爸妈妈在家怎么教育的""只要他来幼儿园,我就要提心吊胆"……班级有这类孩子的话,教师该怎么办呢?

解析:首先了解幼儿行为背后的原因,耐心讲解错误行为的原因及应该如何正确做的具体方法。当幼儿做了正确的事,应该及时给予奖励。

(二)托幼机构的物质环境

托幼机构的物质环境主要包括建筑环境和设备环境。

1.建筑环境

托幼机构的建筑环境要求包含幼儿园的规划、托幼机构地址的选择、房舍配置的卫生要求与安全设置。房舍配置的卫生要求又包括室内配置的卫生要求(活动室、寝室、卫生间、厨房)、户外场地的卫生要求(户外游戏活动场地、环境绿地等)。

2.设备

①日常用具(桌椅、床具、柜橱、餐具、挂衣架、毛巾架和镜子等)。

②玩教具(质地、颜色、大小、质量、形状、功能)、书籍、文具、黑板、电视等。

③体育设备(设计要求、定期检修等)。

本章小结

本章旨在了解托幼机构的生活制度和卫生保健制度的基本内涵,理解开展各项活动的卫生要求,能正确地对托幼环境进行维护,合理建立班级常规、维持班级秩序,以及了解托幼机构卫生保健制度的各项内容和意义;并能够运用相关知识分析、评价卫生保健制度的执行情况,调整班级卫生保健计划。

▲ 思考与练习

一、单项选择题

1.对幼儿园活动的正确理解是(　　　)。

A.儿童尽情地随意玩耍

B.在安全的前提下按课程的要求活动

C.为儿童舒展筋骨而开展的活动

D.教育过程就是活动过程,可促进儿童身心健康发展

2.制订班级幼儿生活常规的主要目的是(　　　)。

A.帮助幼儿学会自我管理　　　　　　　B.便于教师管理

C. 让幼儿学会服从　　　　　　　　　　　　　D. 维持纪律

3. 对于幼儿如厕,教师最合理的做法是(　　　)。

    A. 允许幼儿按需自由如厕　　　　　　　　　B. 要求排队如厕

    C. 控制幼儿如厕次数　　　　　　　　　　　D. 控制幼儿如厕的间隔时间

4. 幼儿园玩教具应具有教育意义,符合(　　　)。

    A. 安全、卫生要求　　　　　　　　　　　　B. 安全、精美要求

    C. 卫生、精美要求　　　　　　　　　　　　D. 卫生、昂贵要求

5. 建立生活常规的标准不包括(　　　)。

    A. 保障幼儿安全的需要　　　　　　　　　　B. 方便教师保教工作的需要

    C. 保障集体生活及幼儿交往的需要　　　　　D. 符合幼儿年龄特点

6. 上课时,个别幼儿喊口渴想喝水,老师正确的做法是(　　　)。

    A. 立即让该幼儿离开座位去喝水

    B. 让该幼儿坚持到下课

    C. 批评后再让其喝水

    D. 停止教育活动,督促所有幼儿喝水

7. 幼儿园进行晨间检查时,检查者可通过触摸幼儿的身体了解幼儿身体状况。这属于检查步骤中的(　　　)。

    A. 一问　　　　　　B. 二摸　　　　　　C. 三看　　　　　　D. 四查

8. 幼儿需要保持有规律的生活,必须养成良好的(　　　)。

    A. 作息习惯　　　　　B. 睡眠习惯　　　　　C. 进餐习惯　　　　　D. 卫生习惯

9. 3~6 岁幼儿每天需要的睡眠时间为(　　　)。

    A. 8~9 小时　　　　　　　　　　　　　　　B. 11~12 小时

    C. 13~14 小时　　　　　　　　　　　　　　D. 14~15 小时

10 日常消毒被褥的主要方法是(　　　)。

    A. 开窗通风　　　　　B. 洗涤　　　　　　C. 日晒　　　　　　D. 煮沸

11. 4~5 岁幼儿应具有一定的适应能力,能在较热或较冷的户外环境中连续活动(　　　)左右。

    A. 15 分钟　　　　　B. 30 分钟　　　　　C. 45 分钟　　　　　D. 60 分钟

12. 科学合理地安排幼儿一日生活,时间安排应有相对的(　　　),既有利于形成秩序,又能满足幼儿合理需要,照顾到个体差异。

    A. 计划性和合理性　　　　　　　　　　　　B. 稳定性和灵活性

    C. 计划性和灵活性　　　　　　　　　　　　D. 科学性和灵活性

13. 幼儿每天午睡一般应达到(　　　)。

    A. 1.5 小时　　　　　　　　　　　　　　　B. 2 小时

    C. 2.5 小时　　　　　　　　　　　　　　　D. 3 小时

14. 为提高幼儿适应季节变化的能力,应保证幼儿(　　　)。

    A. 户外活动时间　　　　　　　　　　　　　B. 生活活动时间

C. 学习活动时间 D. 亲子活动时间

15. 幼儿园应当建立幼儿健康档案,幼儿体检的时间间隔为( )。

A. 每两个月一次 B. 每季度一次

C. 每半年一次 D. 每年一次

16. 幼儿食具需进行煮沸消毒,应将食具全部浸入水中,煮沸的时间为( )。

A. 1~2 分钟 B. 5 分钟

C. 10 分钟 D. 15~30 分钟

17. 幼儿园中幼儿生活用房的活动单元主要包括( )。

A. 活动室、卧室、储藏室、卫生间

B. 活动室、保健室、消毒室、音乐厅

C. 活动室、厨房、隔离室、卫生间

D. 活动室、隔离室、音乐厅、卫生间

18. 教师组织管理幼儿睡眠时,不适宜的做法是( )。

A. 培养幼儿正确的睡眠姿势,纠正不良的睡眠习惯

B. 顾及幼儿对睡眠需要的差异性

C. 随时唤醒幼儿,以免遗尿

D. 注意环境的动态变化

19. 下列关于个人卫生消毒制度表述不正确的是( )。

A. 幼儿每人一杯一巾,每天消毒一次

B. 饭前、便后用肥皂和流动的水洗手

C. 每月为幼儿剪指甲一次

D. 被褥做到专人专用,每周换洗床单、枕巾一次

20. 晨检中的"二摸"是指( )。

A. 摸额头和手 B. 摸额头和腮部

C. 摸腋下和颌下 D. 摸腋下和额头

21. 对幼儿进行全日健康观察的重点是精神、食欲、大小便、体温及( )。

A. 睡眠情况 B. 卫生情况

C. 游戏情况 D. 学习情况

22. 为预防幼儿发生"星期一综合征",在执行幼儿园生活制度时应该做到( )。

A. 循序渐进 B. 保教结合 C. 家园同步 D. 个别照顾

23. 寄宿制幼儿园的户外活动每日不得少于( ),高寒、高温地区可酌情增减。

A. 1 小时 B. 2.5 小时 C. 2 小时 D. 3 小时

24. (2017 年合肥市《幼儿园教育基础知识》)根据《幼儿园工作规程》,下列说法中不正确的是( )。

A. 可拒绝健康检查不合格的幼儿入园

B. 幼儿一日活动组织应动静交替

C. 幼儿入园需进行健康检查和智力测验

D. 幼儿可按年龄编班,也可混合编班

25. 为帮助幼儿学习正确的洗手方法,老师将正确洗手的流程图贴在洗手池上方。这是运用了(　　)。

    A. 成果欣赏法　　　　　　　　　　　　B. 谈话讨论法

    C. 评价激励法　　　　　　　　　　　　D. 图示观察法

26. 制订合理的幼儿园生活制度,首先要考虑的因素是(　　)。

    A. 家长的需要　　　　　　　　　　　　B. 季节与地区差异

    C. 幼儿的身心发展特点　　　　　　　　D. 个别幼儿的需要

27. 幼儿园应建立幼儿健康检查制度,每季度测量(　　)一次。

    A. 身高　　　　　　　　　　　　　　　B. 体重

    C. 视力　　　　　　　　　　　　　　　D. 听力

28. 幼儿园应建立幼儿健康卡,幼儿身高、视力检查的时间间隔是(　　)。

    A. 每年一次　　　　　　　　　　　　　B. 每半年一次

    C. 每季度一次　　　　　　　　　　　　D. 每两个月一次

二、多项选择题

1. 一般来说,制订幼儿园生活制度的依据包括(　　)。

    A. 幼儿的年龄特点　　　　　　　　　　B. 幼儿大脑皮层机能活动特点

    C. 地区特点和季节变化　　　　　　　　D. 家长需要

    E. 方便教师

2. 幼儿园合理安排游戏活动的卫生要求包括(　　)。

    A. 保障游戏安全　　　　　　　　　　　B. 提供均等的游戏机会

    C. 提供充足的游戏材料　　　　　　　　D. 安排适宜的游戏场地

    E. 保证学前儿童充分的游戏时间

3. 依照学前儿童在阅读时的用眼卫生,下列做法中较恰当的是(　　)。

    A. 照明光线从左前方射来

    B. 眼睛与书本的距离保持在 30~35 厘米

    C. 连续看书 1 小时以上,应休息 10 分钟左右

    D. 阅读时光线充足,但不宜在刺眼的日光下阅读

    E. 阅读时身体挺直,头略微前倾

4. 符合学前儿童唱歌卫生要求的有(　　)。

    A. 唱歌时最好采用立姿

    B. 为了保证效果,不可以在室内唱歌

    C. 每次持续唱歌的时间不宜超过 5 分钟

    D. 选择一些节奏明快的儿童歌曲

    E. 唱歌地点的空气必须清新,温度适中

5. 符合学前儿童绘画、写字卫生要求的有(　　)。

    A. 每次持续绘画、写字时间不宜超过 10 分钟

B. 绘画、写字的铅笔笔杆既不能太细又不能太粗,笔杆以圆形为宜,而非带棱角的

C. 要注意训练掌握正确的握笔姿势

D. 绘画、写字的纸张越白越好

E. 对于学前儿童的绘画、写字,成人要做到完全放手

6. 学前儿童体育锻炼的卫生原则(要求)包括(   )。

A. 经常锻炼　　　　　B. 全面锻炼　　　　　C. 循序渐进

D. 注意个体差异　　　E. 运动和休息要适当交替

7. 学前儿童利用自然条件所进行的"三浴"锻炼包括(   )。

A. 沙浴　　　　　　　B. 水浴　　　　　　　C. 淋浴

D. 日光浴　　　　　　E. 空气浴

8. 水浴常见的方式有(   )。

A. 冷水洗脸、洗手脚　B. 擦浴　　　　　　　C. 汗蒸

D. 淋浴　　　　　　　E. 游泳

9. 下列属于物理性消毒方式的有(   )。

A. 蒸汽消毒　　　　　B. 干净流动水清洗　C. 紫外线消毒灯消毒

D. 84 消毒液消毒　　　E. 日光暴晒

10. 对学前儿童皮肤黏膜进行消毒,常用的消毒剂有(   )。

A. 漂白粉　　　　　　B. 84 消毒液　　　　C. 生理盐水

D. 医用酒精　　　　　E. 碘附

三、案例分析题

幼儿园正上美术课,小朋友们一个个兴奋地拿着笔涂鸦。突然,一支铅笔戳进了瑄瑄的左眼。事情发生后,幼儿园立即把瑄瑄送去医院治疗。当天下午,瑄瑄的父亲接女儿时,发现女儿的眼睛红肿。回到家里,瑄瑄的疼痛并没有好转,父母意识到事情的严重性。第二天,瑄瑄被转送到了上海治疗,诊断为左眼角巩膜穿通伤,外伤性白内障,造成了十级伤残。

讨论:该案例给你了什么启示?

参考文献

[1] 周劼,王川.幼儿卫生学学习指要[M].重庆:重庆大学出版社,2019.

[2] 郦燕君,方卫飞.学前儿童卫生保健[M].3版.北京:高等教育出版社,2023.

[3] 宣兴村.学前儿童卫生与保健[M].2版.长春:东北师范大学出版社,2017.

[4] 唐林兰,陈威.学前儿童卫生与保健[M].3版.北京:教育科学出版社,2021.

[5] 万钫.学前卫生学[M].3版.北京:北京师范大学出版社,2012.

[6] 喻正莹,代晓明,秦东方.学前卫生学[M].长沙:湖南师范大学出版社,2015.

[7] 王萍.学前儿童保育学[M].北京:清华大学出版社,2015.

[8] 么娜,李洋.学前儿童卫生与保育[M].2版.北京:北京出版社,2022.

[9] 上海市中小学(幼儿园)课程教材改革委员会办公室.幼儿园教师成长手册[M].上海:华东师范大学出版社,2009.

[10] 张春炬.幼儿园一日活动指导[M].保定:河北大学出版社,2012.

[11] 庞建萍,柳倩.学前儿童健康教育[M].上海:华东师范大学出版社,2008.

[12] 邵乃济,邱晓云.播种"健康":上海市实验幼儿园"健康教育"课程领导篇[M].上海:上海教育出版社,2012.

[13] Yasuo Tanaka.儿童问题行为实例解析与对策集[M].陈涵石,译.北京:中国青年出版社,2010.

[14] Eva Essa.幼儿问题行为的识别与应对(教师篇)[M].王玲艳,张凤,刘昊,译.6版.北京:中国轻工业出版社,2011.

[15] 申桂红.幼儿自我保护教育的实践探索[M].北京:北京师范大学出版社,2009.

[16] 王来圣.学前卫生学[M].北京:科学出版社,2007.

[17] 张兰香,潘秀萍.学前儿童卫生与保健[M].北京:北京师范大学出版社,2011.

《学前卫生学学习指要》拓展阅读

《学前卫生学学习指要》参考答案